Makro-Diät-Kochbuch für ANFÄNGER 2024

Eine umfassende Strategie für Gesundheit, Wohlbefinden und Achtsamkeit

Garry N. Mullet

Inhaltsverzeichnis

KAPITEL 10

Verfolgen Sie Ihren Fitnessfortschritt: Ein umfassender Leitfaden

ABSCHLUSS

EINFÜHRUNG

Willkommen in der aufregenden Welt der Makrodiät, in der Ernährung und Präzision die Art und Weise verändern, wie Sie essen und Ihren Körper mit Energie versorgen. Dieses Kochbuch ist Ihr umfassender Leitfaden zur Beherrschung der Kunst der Makronährstoffe, egal ob Sie ein Fitnessexperte sind, der seine Ernährung verbessern möchte, oder jemand, der gerade erst mit seiner Gesundheitsreise beginnt.

Makronährstoffe erklärt

Die Makrodiät basiert auf der sorgfältigen Untersuchung der Makronährstoffe – Proteine, Kohlenhydrate und Fette. Jedes davon ist wichtig, um die Prozesse Ihres Körpers zu unterstützen und Ihre Gesundheits- und Fitnessziele zu erreichen. Proteine unterstützen die Muskelreparatur und das Muskelwachstum, Kohlenhydrate liefern Energie und Fette tragen zum hormonellen Gleichgewicht und zur allgemeinen Gesundheit bei. Indem Sie lernen, diese Makronährstoffe auszugleichen, erwerben Sie die Fähigkeit, Ihre Ernährung an Ihre spezifischen Bedürfnisse anzupassen.

Vorteile der Makrodiät für Anfänger

Der Beginn einer Makrodiät-Reise hat zahlreiche Vorteile, insbesondere für Menschen, die mit dem Gedanken noch nicht vertraut sind. Im Gegensatz zu restriktiven Diäten, die sich lediglich auf die Kalorienreduzierung konzentrieren, steht bei der Makrodiät die Qualität und Ausgewogenheit Ihrer Nahrungsaufnahme im Vordergrund. Diese Methode fördert nicht nur eine langfristige Gewichtskontrolle, sondern auch einen gesünderen Umgang mit Lebensmitteln. Wir hoffen, dass dieses Kochbuch dazu beiträgt, die Komplexität der Makrodiät zu vereinfachen und sie für Neueinsteiger zugänglicher und unterhaltsamer zu machen.

Beginnend mit der Makroverfolgung

Die Überwachung Ihrer täglichen Nahrungsaufnahme ist eine der Säulen einer erfolgreichen Makrodiät. Mach dir keine Sorge; es ist einfacher als es klingt. Wir führen Sie durch den Prozess der Berechnung Ihres persönlichen Makronährstoffbedarfs basierend auf Parametern wie Alter, Gewicht, Trainingsniveau und Zielen. Mit diesem Wissen können Sie angemessene Makronährstoffverhältnisse ermitteln, die Ihren Zielen entsprechen, sei es, ein paar Pfunde zu verlieren, Muskeln aufzubauen oder einfach einen gesunden Lebensstil zu führen.

Wenn Sie die Seiten dieses Kochbuchs durchblättern, werden Sie nicht nur köstliche und befriedigende Mahlzeiten entdecken, sondern auch die Fähigkeiten, die Sie benötigen, um Ihre Ernährung zu optimieren. Wir gehen die grundlegende Küchenausstattung und die unverzichtbaren Vorräte durch, um Ihr kulinarisches Abenteuer ebenso einfach wie nahrhaft zu gestalten.

Grundlagen der Essensplanung

Eine effiziente Essensplanung ist die Grundlage für den Erfolg einer Makrodiät. In diesem Teil enthüllen wir die Geheimnisse der wöchentlichen Essenszubereitung und präsentieren Ideen, die Ihnen helfen, Zeit in der Küche zu sparen und eine Woche lang ausgewogene, köstliche Mahlzeiten zu genießen. Erfahren Sie, wie Sie Mahlzeiten zubereiten, die nicht nur Ihrem Makronährstoffbedarf, sondern auch Ihren Geschmacksvorlieben und Ihrem Lebensstil entsprechen.

Auswahl der Makronährstoffverhältnisse

Es ist von entscheidender Bedeutung, die optimalen Makronährstoffverhältnisse für Ihre Ziele zu kennen. Egal, ob Sie abnehmen, Muskeln aufbauen oder Ihre aktuelle Form beibehalten möchten, wir begleiten Sie durch den Prozess der Änderung Ihrer Makronährstoffverhältnisse. Dieser individuelle Ansatz stellt sicher, dass Ihr Ernährungsplan auf Ihre spezifische Reise zugeschnitten ist.

Erforderliche Werkzeuge und Zutaten

Besorgen Sie sich einen Vorrat an makrofreundlichen Zutaten und statten Sie Ihre Küche mit der erforderlichen Ausrüstung aus. Wir präsentieren Ihnen eine ausführliche Liste mit Artikeln, die Ihr Kocherlebnis unterhaltsam und effizient gestalten – von Messbechern und Waagen bis hin zu nährstoffreichen Zutaten, die Ihre Mahlzeiten verfeinern.

Seien Sie versichert, dass Sie bei diesem Makrodiät-Abenteuer nicht auf Abwechslung und Geschmack verzichten müssen. Wir haben eine Sammlung von Gerichten zum Frühstück, Mittag- und Abendessen, für Snacks und sogar süße Desserts zusammengestellt, wobei der Schwerpunkt auf Ausgewogenheit und Geschmack liegt. Entdecken Sie proteinreiche Frühstücke, makrofreundliche Salate, One-Pan-Wunder und Leckereien ohne schlechtes Gewissen, die das Konzept gesunder Ernährung neu denken.

Wir gehen auf häufige Probleme ein und geben Ihnen Tipps zur Fehlerbehebung, damit Sie auf dem Laufenden bleiben. Wir haben alles für Sie abgedeckt, vom Durchsuchen von Restaurantmenüs bis hin zum Ändern Ihrer Makros je nach Fortschritt. Dieses Kochbuch ist mehr als nur eine Rezeptsammlung; Es ist Ihr Leitfaden zur Beherrschung des Makro-Lebensstils.

Egal, ob Sie ein erfahrener Koch oder ein kulinarischer Neuling sind, erschließen Sie gemeinsam mit uns das Potenzial der Makrodiät. Beginnen wir mit einer Reise, die nicht nur Ihren Teller verbessern, sondern auch Ihre Sicht auf Ernährung verändern wird. Ein Hoch auf ein glücklicheres und gesünderes Leben!

Auswahl der Makronährstoffverhältnisse

Das Verstehen und Feinabstimmen Ihrer Makronährstoffverhältnisse ist in der Welt der Makrodiät so, als hätten Sie den Schlüssel zu einem personalisierten und effektiven Ernährungsplan in der Hand. Dieser Abschnitt dient Ihnen als Leitfaden und hilft Ihnen bei der Berechnung und Anpassung Ihrer Makronährstoffverhältnisse basierend auf Ihren spezifischen Zielen, sei es Gewichtsverlust, Muskelaufbau oder die Aufrechterhaltung eines gesunden Lebensstils.

Berechnung des persönlichen Makronährstoffbedarfs

Es ist wichtig, dass Sie Ihre Ausgangswerte festlegen, bevor Sie sich mit den Besonderheiten der Makronährstoffverhältnisse befassen. Alter, Gewicht, Geschlecht, Trainingsniveau und allgemeine Fitnessziele haben alle einen Einfluss auf Ihren spezifischen Makronährstoffbedarf. Dieses Kochbuch bietet einfache Möglichkeiten, Ihren täglichen Kalorienbedarf zu berechnen und dann den Makronährstoffanteil zu bestimmen, der Ihren Zielen am besten entspricht.

Berücksichtigen Sie Folgendes bei der Gestaltung Ihres Ernährungsplans

Gewicht und Körperzusammensetzung

Die Menge an Protein, die Sie benötigen, einem wichtigen Makronährstoff für den Muskelerhalt, wird häufig durch Ihr Körpergewicht bestimmt. Wenn Sie Ihre Körperzusammensetzung kennen, können Sie realistische Ziele für die Proteinzufuhr festlegen.

Aktivitätslevel

Wer einen aktiven Lebensstil führt, benötigt möglicherweise eine höhere Kohlenhydrataufnahme, um seinen Energiebedarf zu decken, während die Fettaufnahme möglicherweise an den Gesamtkalorienbedarf angepasst werden muss.

Ziele

Die Festlegung Ihrer Ziele, sei es Gewichtsverlust, Muskelaufbau oder Gewichtserhaltung, hat einen direkten Einfluss auf Ihr Makronährstoffverhältnis. Beispielsweise kann für den Muskelaufbau eine größere Proteinzufuhr im Vordergrund stehen, für die Gewichtsabnahme kann jedoch ein kontrolliertes Kaloriendefizit erforderlich sein.

Verhältnisanpassung für verschiedene Ziele

Sobald Sie Ihren Grundbedarf an Makronährstoffen ermittelt haben, können Sie die Verhältnisse basierend auf Ihren individuellen Zielen feinabstimmen.

Gewichtsverlust

Wenn Ihr primäres Ziel darin besteht, Gewicht zu verlieren, wird in der Regel von einem moderaten Kaloriendefizit ausgegangen. Dazu müssen Sie Ihre Makronährstoffverhältnisse anpassen, um eine ausreichende Proteinzufuhr zur

Aufrechterhaltung der Muskelmasse, eine moderate Menge an gesunden Fetten und eine kontrollierte Kohlenhydratzufuhr zu gewährleisten, um ein Kaloriendefizit zu erreichen.

Muskelzuwachs

Für Menschen, die Muskeln aufbauen möchten, wird oft ein kleiner Kalorienüberschuss empfohlen. Dazu gehört die Erhöhung Ihres Proteinkonsums, um den Muskelaufbau anzuregen, die Änderung Ihrer Kohlenhydrataufnahme, um Energie für das Training zu liefern, und die Aufnahme gesunder Fette, um Ihr allgemeines Wohlbefinden zu verbessern.

Wenn Sie Ihr aktuelles Gewicht und Ihre Körperzusammensetzung beibehalten möchten, werden Ihre Makronährstoffverhältnisse an Ihren Kalorienbedarf angepasst. Dies erfordert häufig eine ausgewogene Kombination aus Proteinen, Kohlenhydraten und Fetten, um den allgemeinen Gesundheits- und Energiebedarf zu decken.

Es ist von entscheidender Bedeutung, die Bedeutung jedes Makronährstoffs für das Erreichen Ihrer Ziele zu verstehen. Proteine, die für die Muskelreparatur und das Muskelwachstum unerlässlich sind, sollten während der gesamten Muskelwachstumsphase Vorrang haben. Kohlenhydrate, die Hauptenergiequelle des Körpers, sind für die Energiezufuhr beim Training und die Aufrechterhaltung eines aktiven Lebensstils unerlässlich. Fette, die manchmal falsch interpretiert werden, sind für die Hormonproduktion, die kognitiven Funktionen und die allgemeine Gesundheit notwendig.

Dieser Teil des Kochbuchs soll den Prozess der Festlegung und Änderung von Makronährstoffverhältnissen entmystifizieren und ihn für Anfänger zugänglich und umsetzbar machen. Mit klaren Empfehlungen und praktischen Tipps befähigen wir Sie, die empfindliche Mischung aus Proteinen, Kohlenhydraten und Fetten zu meistern, um Ihre individuellen Gesundheits- und Fitnessziele zu erreichen.

Beim Durchblättern der Seiten entdecken Sie nicht nur theoretische Informationen zu Makronährstoffverhältnissen, sondern auch praktische Anwendungen. An verschiedene Ziele angepasste Beispiel-Essenspläne sowie Einblicke in die Veränderung der Verhältnisse basierend auf Ihren Fortschritten stellen sicher, dass Sie einen nachhaltigen und personalisierten Ernährungsansatz entwickeln und nicht nur einer Diät folgen.

Egal, ob Sie abnehmen, Muskeln aufbauen oder einfach einen gesunden Lebensstil führen möchten, in diesem Abschnitt erfahren Sie, wie Sie die Makronährstoffverhältnisse bestimmen, die Ihnen beim Erreichen Ihrer Ziele helfen. Willkommen zu einem lebensverändernden Erlebnis, bei dem Präzision auf Ernährung trifft und Ihr Teller zum Gemälde für das Erreichen Ihrer Gesundheits- und Fitnessziele wird.

Erforderliche Werkzeuge und Zutaten

Zu Beginn Ihres Makrodiät-Abenteuers ist die Bevorratung mit lebenswichtigen Lebensmitteln und die Ausstattung Ihrer Küche mit den notwendigen Werkzeugen der erste Schritt zur Zubereitung nahrhafter, ausgewogener und köstlicher Mahlzeiten. In diesem Abschnitt des Kochbuchs werden Sie durch die Werkzeuge und Zutaten geführt, die nicht nur Ihren Kochprozess beschleunigen, sondern auch sicherstellen, dass Ihre kulinarischen Kreationen mit Ihren Makronährstoffzielen im Einklang stehen.

Makro-Kochküchenausrüstung

Im Bereich der Makrodiät ist eine gut ausgestattete Küche Ihre Geheimwaffe. Hier ist eine Liste der wesentlichen Dinge, die Sie benötigen, um Ihr Kocherlebnis sowohl effizient als auch angenehm zu gestalten:

Lebensmittelskala:

Präzision ist bei der Makrodiät von entscheidender Bedeutung, und eine zuverlässige Lebensmittelwaage ist Ihr bester Verbündeter für die korrekte Portionierung und Zutatenverfolgung.

Messbecher und Löffel:

Diese wichtigen Werkzeuge sind für die korrekte Abmessung von Flüssigkeiten, Getreide und anderen Komponenten unerlässlich, um Ihr Makronährstoffverhältnis im Gleichgewicht zu halten.

Qualitätsmesserset:

Für die schnelle Zubereitung von Mahlzeiten ist ein scharfes, hochwertiges Messerset unerlässlich, mit dem Sie Ihre Speisen problemlos in Scheiben schneiden und würfeln können.

Antihaftbeschichtetes Kochgeschirr:

Investieren Sie in Pfannen und Töpfe mit Antihaftbeschichtung, um den Bedarf an zusätzlichem Speiseöl zu reduzieren und so eine gesündere Zubereitung von Mahlzeiten zu unterstützen.

Mixer oder Küchenmaschine:

Diese flexiblen Geräte eignen sich ideal für die Zubereitung von Smoothies, Saucen und hausgemachten Dressings, da sie es Ihnen ermöglichen, die Komponenten zu regulieren und sie innerhalb Ihrer Makronährstoffziele zu halten.

Backbleche und Pfannen:

Für die köstlichen, makrofreundlichen Desserts und One-Pan-Dinner sind hochwertige Backbleche und Pfannen unerlässlich.

7. Behälter für die Zubereitung von Mahlzeiten:

Planen Sie im Voraus und portionieren Sie Ihre Lebensmittel in Meal-Prep-Behältern. Das spart Ihnen nicht nur Zeit, sondern hält

Sie auch bei Ihren Ernährungszielen auf dem Laufenden.

Makrofreundliche Zutaten, die Sie haben müssen

Beginnen wir mit den Schrank- und Kühlschrank-Grundlagen, die als Grundlage für Ihr Makrodiät-Abenteuer dienen werden. Diese Komponenten sind nicht nur nährstoffreich, sondern auch anpassungsfähig, sodass Sie eine große Auswahl an Mahlzeiten zubereiten können, ohne an Geschmack zu verlieren.

1. Fettarme Proteine:

• Hühnerschenkel

• Die der Türkei

• Zartes Rindfleisch

• Meeresfrüchte (Lachs, Kabeljau, Tilapia)

• Eier

- Joghurt aus Griechenland

- Tofu

- Hülsenfrüchte

2. komplexe Kohlenhydrate:

- Quinoa.

- Basmati-Reis

- Gebackene Süßkartoffeln

- Hafer

- Nudeln mit Vollkorn

- Getreidegerste

- Farro

3. Fette, die gut für Sie sind:

- Avocado

- Natives Olivenöl extra

- Nüsse (Walnüsse, Mandeln)

• Samen (Chia, Leinsamen)

• Nussbuttergläser (z. B. Erdnussbutter und Mandelbutter)

4. Gemüse:

• Rosenkohl

• Kopfsalat

• Andere

• Rote Paprika

• Gurke

• Brokkolisprossen

• Blumenkohl ist ein Gemüse.

5. Früchte:

• Beeren (Erdbeeren, Blaubeeren, Himbeeren)

• Apfel

• Banane

- Zitrusfrüchte

- Mango

- Die Ananas

6. Milchprodukte oder Milchersatz:

- Fettarmer Cheddar

- Mandel-, Soja- oder Magermilch

- Cottage-Cheddar

- Joghurt aus Griechenland

7. Gewürze und Kräuter:

- Kräuter (Basilikum, Koriander und Petersilie)

- Frischer Knoblauch

- Knoblauch

- Kurkuma

- Kreuzkümmel

- Chilenischer Paprika

• Kardamom

Wenn Sie diese Komponenten zur Hand haben, ist gewährleistet, dass Ihre Mahlzeiten nicht nur reich an Makronährstoffen, sondern auch reich an Geschmack sind. Aufgrund ihrer Anpassungsfähigkeit können Sie mit diesen Grundnahrungsmitteln mit verschiedenen Kombinationen experimentieren und so Ihre Makrodiät interessant und nachhaltig gestalten.

Wenn Sie die Rezepte in diesem Buch durcharbeiten, werden Sie feststellen, dass die Kombination aus der richtigen Ausrüstung und hochwertigen Zutaten den Grundstein für den kulinarischen Erfolg legt. In diesem Abschnitt können Sie Ihre Küche in einen Zufluchtsort für makrofreundliche Kreationen verwandeln, von exakten Maßen bis hin zu fantasievollen Essenszubereitungen. Packen Sie also Ihre Vorräte zusammen, füllen Sie Ihren Vorrat und bereiten Sie sich auf ein wundervolles und nahrhaftes Makrodiät-Abenteuer vor!

Grundlagen der Essensplanung

In der Welt der Makrodiät ist die Zubereitung der Mahlzeiten entscheidend für den Erfolg. Es geht um mehr als nur das Zubereiten von Mahlzeiten; Es ist ein bewusster Ansatz, um sicherzustellen, dass Ihre Ernährung Ihren Zielen entspricht. In diesem Abschnitt gehen wir auf die Grundlagen der Essensplanung ein und geben Ihnen die Werkzeuge an die Hand, die Sie benötigen, um fundierte Entscheidungen zu treffen, Ihren Kochprozess zu optimieren und sich auf langfristigen Erfolg vorzubereiten.

1. Kennen Sie Ihre Makronährstoffziele:

Bevor Sie mit der Planung Ihrer Mahlzeiten beginnen, müssen Sie Ihre Makronährstoffziele verstehen. Diese Ziele dienen als Grundlage für Ihre Essensplanung und steuern die Verteilung von Proteinen, Kohlenhydraten und Fetten in jeder Mahlzeit. Um Ihre täglichen Ziele zu definieren, wenden Sie an, was Sie im vorherigen

Abschnitt über die Festlegung von Makronährstoffverhältnissen gelernt haben.

2. Techniken zur wöchentlichen Essenszubereitung:

Bei der Essensplanung kommt es auf Effizienz an und die wöchentliche Essenszubereitung ist Ihre Geheimwaffe. Erwägen Sie, jede Woche einen Tag festzulegen, an dem Sie Ihre Mahlzeiten planen, einkaufen und kochen. Hier ist eine Schritt-für-Schritt-Methode zum Erfolg bei der wöchentlichen Essenszubereitung:

• Menüplanung:

Beginnen Sie mit der Skizze Ihres Wochenmenüs. Frühstück, Mittagessen, Abendessen und alle Snacks sind im Preis inbegriffen. Ein gut durchdachter Plan vermeidet nicht nur Entscheidungsmüdigkeit, sondern stellt auch sicher, dass Sie alle notwendigen Elemente zur Hand haben.

• Eine Einkaufsliste schreiben:

Erstellen Sie eine ausführliche Einkaufsliste basierend auf Ihrer Mahlzeit. Dies reduziert die Möglichkeit von Impulskäufen und stellt sicher, dass Sie alles haben, was Sie zur Umsetzung Ihres Essensplans benötigen.

• **Batch-Kochen:**

Suchen Sie nach Mahlzeiten, die in großen Mengen zubereitet und mehrere Tage lang aufbewahrt werden können. Eintopfgerichte, Aufläufe und Slow-Cooker-Gerichte sind wunderbare Optionen für das Batch-Kochen.

• **Teil Kontrolle:**

Sobald Ihre Mahlzeiten zubereitet sind, portionieren Sie sie entsprechend Ihren Makronährstoffzielen in Behälter. Dies hilft Ihnen nicht nur dabei, Ihre Aufnahme zu verfolgen, sondern verhindert auch, dass Sie von Ihrem Plan abweichen.

• **Vielfalt und Flexibilität:**

Obwohl Planung wichtig ist, lassen Sie Raum für Improvisation. Fügen Sie eine Vielzahl von Rezepten hinzu, um Ihr Abendessen interessant zu gestalten, und scheuen Sie sich nicht, je nach Ihren Vorlieben und Zeitbeschränkungen Änderungen vorzunehmen.

3. Makro-ausgewogene Mahlzeiten zubereiten:

Bei einer effektiven Essensplanung geht es darum, die Makronährstoffe während jeder Mahlzeit auszugleichen. Berücksichtigen Sie bei der Zubereitung ausgewogener, makroökonomischer Mahlzeiten die folgenden Richtlinien:

• Protein zuerst:

Basieren Sie jede Mahlzeit auf einer mageren Proteinquelle. Protein, egal ob Hühnchen, Tofu oder Linsen, ist wichtig für den Muskelerhalt und die Kontrolle des Hungers.

• Intelligente Kohlenhydrate:

Nehmen Sie komplexe Kohlenhydrate wie Vollkornprodukte, Süßkartoffeln und Quinoa in Ihre Ernährung auf, um den ganzen Tag über Energie zu liefern.

• Gesunde Fette:

Nehmen Sie gesunde Fettquellen wie Avocados, Mandeln oder Olivenöl in Ihre Ernährung auf, um die allgemeine Gesundheit und den Geschmack zu verbessern.

• Buntes Gemüse:

Füllen Sie Ihren Teller mit buntem Gemüse. Sie liefern nicht nur die notwendigen Vitamine und Mineralien, sondern werten auch das optische Erscheinungsbild Ihrer Küche auf.

4. Umstellung für verschiedene Tage:

Beachten Sie, dass sich Ihre Ernährungsbedürfnisse je nach Aktivitätsgrad, Training oder sozialen Aktivitäten von Tag zu Tag ändern können. Erwägen Sie eine Änderung Ihrer Makronährstoffverteilung und

Portionsgrößen. An aktiveren Tagen haben Sie möglicherweise mehr Kohlenhydrate als Energiequelle für Ihr Training, an Ruhetagen ist jedoch möglicherweise eine etwas andere Verteilung erforderlich.

5. Komfort und Tragbarkeit:

Planen Sie Mahlzeiten ein, die leicht zu transportieren sind, insbesondere wenn Sie einen hektischen Zeitplan haben. Investieren Sie in tragbare Behälter und bereiten Sie Snacks oder Mahlzeiten für den Verzehr unterwegs zu. So ist gewährleistet, dass Sie auch bei einem vollen Terminkalender den Überblick über Ihre Ernährung behalten.

6. Vielfalt und Geschmack:

Für die langfristige Einhaltung einer Makrodiät ist die Aufrechterhaltung eines ansprechenden und abwechslungsreichen Menüs von entscheidender Bedeutung. Um Ihre Geschmacksknospen aktiv zu halten, probieren Sie neue Kräuter, Gewürze und Kochtechniken aus. Eine abwechslungsreiche Küche steigert nicht nur den Gesamtgenuss, sondern garantiert Ihnen auch eine breite Nährstoffversorgung.

Sie können Ihre Küche in einen Ort gezielter Ernährung verwandeln, indem Sie die Kunst der Essensplanung beherrschen. Die in diesem Teil vorgestellten Taktiken ermöglichen es Ihnen, die Kontrolle über Ihre Ernährung zu übernehmen und die Makrodiät in einen nachhaltigen und angenehmen Lebensstil und nicht nur in eine Routine umzuwandeln. Nutzen Sie diese Essensplanungsgrundlagen als Grundlage, während Sie sich durch das Kochbuch arbeiten und den Weg für eine erfolgreiche und glückliche Reise mit der Makrodiät ebnen.

KAPITEL 1

Frühstücksideen

Beginnen Sie Ihren Tag richtig mit diesen nährstoffreichen Frühstücksrezepten, die nicht nur fantastisch schmecken, sondern auch zu Ihren Makrodiätzielen passen. Jedes Rezept wird sorgfältig mit einer ausgewogenen Kombination aus Proteinen, Kohlenhydraten und gesunden Fetten zubereitet, um Ihren Stoffwechsel anzukurbeln und den ganzen Morgen über kontinuierlich Energie zu liefern.

Omelett mit Protein:

Zutaten:

- drei riesige Eier

- 1/4 Tasse gehackte Paprika (beliebige Farbe).

- 1/4 Tasse gehackte Tomaten

- 1/4 Tasse gehackte Zwiebeln

- 1/4 Tasse fettarmer geriebener Käse

- Mit Salz und Pfeffer abschmecken

- 1 Esslöffel Olivenöl zum Kochen

Anweisungen:

1.Die Eier in einer Rührschüssel verquirlen und mit Salz und Pfeffer würzen.

2. In einer beschichteten Pfanne bei mittlerer Hitze das Olivenöl erhitzen.

3. Kochen, bis die Paprika, Tomaten und Zwiebeln weich sind.

4. Die verquirlten Eier gleichmäßig über das Gemüse gießen.

5. Eine Hälfte des Omeletts mit geriebenem Käse bestreuen.

6. Falten Sie das Omelett in der Mitte, sobald die Ränder fest werden.

7. Kochen, bis der Käse schmilzt und die Eier fertig sind.

Ungefährer Nährwert:

- 350 Kalorien

- 25 g Protein

- 10 g Kohlenhydrate

- Fett: 22g

Parfait mit griechischem Joghurt

Zutaten:

- 1 Tasse fettarmer griechischer Naturjoghurt

- 1/2 Tasse Beerenmischung (Erdbeeren, Blaubeeren, Himbeeren)

- 1/4 Tasse Müsli (vorzugsweise zuckerarm)

- 1 Esslöffel Honig zum Beträufeln

Anweisungen:

1. Die Hälfte des griechischen Joghurts in ein Glas oder eine Schüssel geben.

2. Die Hälfte der gemischten Beeren sollte auf die Joghurtschicht gelegt werden.

3. Die Hälfte des Granolas über die Beeren streuen.

4. Den restlichen Joghurt, die Beeren und das Müsli darüber schichten.

5. Um die Süße zu verleihen, träufeln Sie Honig darüber.

Ungefährer Nährwert:

• 300 Kalorien

• 20g Protein

• 40g Kohlenhydrate

• Fett: 5g

Smoothie Bowl mit Protein:

Zutaten:

• 1 Prise Vanille-Proteinpulver

• 1 Banane, gefroren

- 1/2 Tasse Mandelmilch, ungesüßt

- 1 Esslöffel Mandelbutter

- Mit geschnittenen Erdbeeren, Chiasamen und Müsli servieren.

Anweisungen:

1. Proteinpulver, gefrorene Banane, Mandelmilch und Mandelbutter in einem Mixer vermischen.

2. Stellen Sie sicher, dass die Mischung gemischt wird, bis eine samtige Konsistenz erreicht ist.

3. Füllen Sie eine Schüssel zur Hälfte mit dem Smoothie.

4. Serviert mit geschnittenen Erdbeeren, Chiasamen und Müsli darüber.

Ungefährer Nährwert:

- 400 Kalorien

- 30 g Protein

- 40g Kohlenhydrate

- Fett: 15 g

4. Avocado-Toast mit Vollkorn

Zutaten:

- 2 Scheiben Vollkornbrot

- 1/2 Avocado, püriert

- Geschnittene Kirschtomaten

- Optional rote Paprikaflocken

- Anschließend Salz und Pfeffer hinzufügen

Anweisungen:

1. Toasten Sie die Vollkornbrotscheiben.

2. Verteilen Sie die zerdrückte Avocado gleichmäßig auf dem gerösteten Brot.

3. Mit geschnittenen Kirschtomaten darüber servieren.

4. Je nach Geschmack mit Salz, Pfeffer und roten Pfefferflocken würzen.

Ungefährer Nährwert:

• 300 Kalorien

• 8g Protein

• 30g Kohlenhydrate

• Fett: 18g

Rührei mit Gemüse

Zutaten:

• 1 Liter Eiweiß

• 1/4 Tasse Paprika, gehackt

• 1/4 Tasse gehackter Spinat

• 1/4 Tasse halbierte Kirschtomaten

• 1 Esslöffel Olivenöl zum Kochen

• Mit frischen Kräutern (z. B. Petersilie) garnieren.

Anweisungen:

1. Das Eiweiß in einer Rührschüssel verquirlen.

2. Stellen Sie das Olivenöl in einer Pfanne auf mittlere Hitze.

3. Kochen, bis die Paprika, der Spinat und die Kirschtomaten weich sind.

4. Das Eiweiß über das Gemüse gießen.

5. Vorsichtig umrühren, bis die Eier vollständig gekocht sind.

6. Vor dem Servieren mit frischen Kräutern garnieren.

Ungefährer Nährwert:

• 150 Kalorien

• 25 g Protein

• 5 g Kohlenhydrate

• Fett: 3g

Diese Frühstücksrezepte bieten die ideale Kombination aus Geschmack und Nährstoffen für den Start in den Tag. Experimentieren Sie mit diesen Alternativen und passen Sie sie gerne an Ihren persönlichen Geschmack und Ihre Makroziele an. Genießen Sie ein reichhaltiges und makrofreundliches Frühstück, das den Ton für den Rest Ihres Tages bestimmen wird.

KAPITEL 2

Vorschläge zum Mittagessen

Werten Sie Ihre Mittagsmahlzeit mit diesen köstlichen und nahrhaften Mittagsalternativen auf, die perfekt auf Ihre Makrodiätziele abgestimmt sind. Diese Gerichte sind so konzipiert, dass sie eine ausgewogene Mischung aus Proteinen, Kohlenhydraten und gesunden Fetten liefern und dafür sorgen, dass Ihr Mittagessen nicht nur gut schmeckt, sondern Ihren Körper auch für den Rest des Tages mit Energie versorgt.

Quinoa-Bowl mit gegrilltem Hähnchen:

Zutaten:

- 4 Unzen geschnittene gegrillte Hähnchenbrust

- 1/2 Tasse Quinoa, gekocht

- 1 Tasse gemischtes Gemüse

- 1 Esslöffel Olivenöl

- Zum Abschmecken Zitronensaft, Salz und Pfeffer

Anweisungen:

1. Die Hähnchenbrust grillen, bis sie gar ist, und dann in Streifen schneiden.

2. Gemischtes Gemüse in Olivenöl in einer Pfanne anbraten, bis es weich ist.

3. Die gekochte Quinoa und das sautierte Gemüse vermischen.

4. Servieren Sie die Quinoa-Gemüse-Mischung mit gegrillten Hähnchenscheiben.

5. Mit Salz und Pfeffer würzen und mit Zitronensaft beträufeln.

Ungefährer Nährwert:

- 450 Kalorien

- 35 g Protein

- 35 g Kohlenhydrate

• Fett: 18g

Salat mit Garnelen und Avocado

Zutaten:

• 6 Unzen gekochte und geschälte Garnelen

• 1/2 geschnittene Avocado

• 2 Tassen Gemüse (Spinat, Rucola, Grünkohl)

• Halbierte Kirschtomaten

• 1 Esslöffel Olivenöl

• Nach Geschmack Balsamico-Essig, Salz und Pfeffer

Anweisungen:

1. Gekochte Garnelen, gewürfelte Avocado, gemischtes Gemüse und Kirschtomaten in einer Rührschüssel vermischen.

2. Mit Balsamico-Essig und Olivenöl beträufeln.

3. Den Salat leicht umrühren, um das Dressing gleichmäßig zu verteilen.

4. Anschließend Salz und Pfeffer hinzufügen.

Ungefährer Nährwert:

• 380 Kalorien

• 25 g Protein

• 15 g Kohlenhydrate

• Fett: 25 g

Mit Truthahn und Hummus umwickeln

Zutaten:

• 4 Unzen magere Putenscheiben

• Tortilla (Vollkorn oder Spinat)

• 2 Esslöffel Hummus

- Grünes (Salat, Gurke und rote Zwiebel)

- 1/4 Tasse Karotten, geraspelt

- 1 Esslöffel Olivenöl

Anweisungen:

1. Verteilen Sie den Hummus gleichmäßig auf der Tortilla.

2. Auf eine Hälfte der Tortilla Putenscheiben schichten.

3. Mit geraspelten Karotten und gemischtem Gemüse belegen.

4. Mit Olivenöl anrichten.

5. Rollen Sie die Tortilla zu einer festen Rolle.

Ungefährer Nährwert:

- 400 Kalorien

- 30 g Protein

- 30g Kohlenhydrate

• Fett: 18g

Salat mit Linsen und Kichererbsen

Zutaten:

• 1 Tasse Linsen, gekocht

• 1/2 Tasse gewaschene und abgetropfte Kichererbsen

• 1/4 Tasse zerbröselter Feta-Käse

• Halbierte Kirschtomaten

• Gewürfelte Gurke

• Fein geschnittene rote Zwiebel

• gehackte frische Petersilie

• 2 Esslöffel Olivenöl

• Mit Pfeffer, Salz und Rotweinessig abschmecken.

Anweisungen:

1. Gekochte Linsen, Kichererbsen, Feta-Käse, Kirschtomaten, Gurken, rote Zwiebeln und frische Petersilie in einer Rührschüssel vermischen.

2. Olivenöl und Rotweinessig über das Gericht träufeln.

3. Mit Salz und Pfeffer abschmecken.

4. Den Salat vorsichtig umrühren, bis er vollständig eingearbeitet ist.

Ungefährer Nährwert:

• 350 Kalorien

• 18g Protein

• 40g Kohlenhydrate

• Fett: 15 g

Schüssel mit Süßkartoffeln mit schwarzen Bohnen

Zutaten:

• 1 Tasse gehackte geröstete Süßkartoffeln

- 1/2 Tasse gekochte schwarze Bohnen

- 1/4 Tasse Maiskörner

- Geschnittene Avocado

- Gehackter frischer Koriander

- Limettenscheiben

- • Je nach persönlichem Geschmack Salz und Chilipulver hinzufügen.

Anweisungen:

1. Süßkartoffeln, gehackt, weich geröstet.

2. Die gerösteten Süßkartoffeln, schwarzen Bohnen und Maiskörner in einer Rührschüssel vermischen.

3. Mit geschnittener Avocado und frischem Koriander servieren.

4. Limettenspalten über den Schüsselrand drücken.

5. Mit Salz und Chilipulver abschmecken.

Ungefährer Nährwert:

- 420 Kalorien

- 15 g Protein

- 60g Kohlenhydrate

- Fett: 12g

Diese Mittagsoptionen sind nicht nur einfach zuzubereiten, sondern auch reich an Nährstoffen und geben Ihnen die Energie und Nahrung, die Sie brauchen, um den Nachmittag zu überstehen. Passen Sie diese Rezepte an Ihre Geschmackspräferenzen und Portionsgrößen an und halten Sie sich dabei an Ihre Makrodiätziele.

KAPITEL 3

Abendessen-Favoriten

Beenden Sie Ihren Tag mit diesen köstlichen und ernährungsphysiologisch ausgewogenen Abendessenrezepten, die auf Ihre

Makrodiätziele zugeschnitten sind. Von Einzelgerichten bis hin zu proteinreichen Festmahlzeiten versprechen diese Gerichte, Ihren Geschmackssinn zu befriedigen und Ihrem Körper gleichzeitig die Nährstoffe zu liefern, die er für optimale Leistung und Erholung benötigt.

Mit Quinoa und Spargel gebackener Lachs

Zutaten:

• 6 Unzen Lachsfilet

• 1/2 Tasse gekochte Quinoa

• Spargelstangen

• 1 Esslöffel Olivenöl

• Zitronenschale und -saft

• Dill, frisch, gehackt

• Anschließend mit Salz und Pfeffer abschmecken

Anweisungen:

1. Bringen Sie den Ofen auf 190 °C (375 °F), bevor Sie beginnen.

2. Den Lachs auf einem Backblech anrichten, umgeben von Spargelstangen.

3. Olivenöl über den Fisch und den Spargel träufeln.

4. Nach Belieben mit Salz, Pfeffer und Zitronenschale würzen.

5. 15–20 Minuten backen oder bis der Lachs vollständig gegart ist.

6. Mit gekochtem Quinoa servieren.

7. Nach Geschmack mit frischem Dill und Zitronensaft garnieren.

Ungefährer Nährwert:

• 500 Kalorien

• 35 g Protein

• 30g Kohlenhydrate

- Fett: 25 g

Mit Truthahn und Gemüse anbraten

Zutaten:

- 8 Unzen mageres Putenhackfleisch

- Brokkoliröschen

- Dünn geschnittene Paprika

- Grüne Erbsen

- Julienned-Karotten

- 2 Esslöffel Sojasauce

- 1 Esslöffel Sesamöl

- Gehackter Knoblauch und Ingwer

- gehackte Frühlingszwiebeln

- Gekochter brauner Reis

Anweisungen:

1. Putenhackfleisch im Wok oder in der Pfanne kochen, bis es braun ist.

2. Mit dem gehackten Knoblauch und Ingwer eine Minute anbraten.

3. Brokkoli, Paprika, Zuckererbsen und Karotten in einer Rührschüssel vermischen.

4. Mit Sesamöl und Sojasauce beträufeln.

5. Kochen, bis das Gemüse weich ist.

6. Übergekochten braunen Reis servieren.

7. Mit in Scheiben geschnittenen Frühlingszwiebeln garnieren.

Ungefährer Nährwert:

• 450 Kalorien

• 30 g Protein

• 45 g Kohlenhydrate

• Fett: 18g

Paprika gefüllt mit Quinoa und schwarzen Bohnen

Zutaten:

- Verschiedene farbige Paprika

- 1 Tasse gekochte Quinoa

- 1/2 Tasse gekochte schwarze Bohnen

- Maisschalen

- Tomaten, gewürfelt

- 1 Esslöffel geriebener Cheddar-Käse

- Gewürz für Tacos

- Gehackter frischer Koriander

- Limettenscheiben

Anweisungen:

1. Bringen Sie den Ofen auf 190 °C (375 °F), bevor Sie beginnen.

2. Die Paprika entkernen und halbieren.

3. Gekochtes Quinoa, schwarze Bohnen, Mais, gehackte Tomaten und Taco-Gewürz in einer Rührschüssel vermengen.

4. Füllen Sie jede Paprikahälfte zur Hälfte mit der Quinoa-Mischung.

5. Geriebener Cheddar-Käse darüber.

6. 20–25 Minuten backen oder bis die Paprika weich sind.

7. Mit Limettenspalten servieren und mit frischem Koriander garniert.

Ungefährer Nährwert:

• 380 Kalorien

• 18g Protein

• 50g Kohlenhydrate

• Fett: 12g

Hähnchen-Gemüse-Spieße mit Blumenkohlreis

Zutaten:

• 8 Unzen gewürfelte Hähnchenbrust

• Tomaten, Kirsche

• Geschnittene Zucchini

• Rote Zwiebel, geschält und gewürfelt

• 1 Esslöffel Olivenöl

• Kreuzkümmel, Paprika und Knoblauchpulver

• Salz und Pfeffer hinzufügen

• Gekochter Blumenkohlreis

Anweisungen:

1. Heizen Sie den Grill oder die Grillpfanne vor.

2. Hähnchenwürfel, Kirschtomaten, Zucchini und rote Zwiebeln mit Olivenöl und Gewürzen in einer Rührschüssel vermengen.

3. Auf Holzspieße stecken.

4. Grillen Sie die Spieße, bis das Hähnchen gar ist und das Gemüse leicht gebräunt ist.

5. Übergekochten Blumenkohlreis servieren.

Ungefährer Nährwert:

- 420 Kalorien

- 35 g Protein

- 20g Kohlenhydrate

- Fett: 20 g

Curry mit Linsen und Gemüse

Zutaten:

- 1 Tasse gekochte, getrocknete Linsen

- Gemüse (Paprika, Karotten und Erbsen)

- 1 Dose gewürfelte Tomaten (14 oz)

- 1 Dose Kokosmilch (14 oz)

- 2 Esslöffel Currypulver

- 1 Teelöffel Kurkuma

- 1 Teelöffel Kreuzkümmel

- 1 Esslöffel Olivenöl

- Anschließend Salz und Pfeffer hinzufügen

- Mit frischem Koriander garnieren

- Gekochter brauner Reis

Anweisungen:

1. Gemischtes Gemüse in Olivenöl in einem großen Topf anbraten, bis es leicht weich ist.

2. Gekochte Linsen, Tomatenwürfel, Kokosmilch und Gewürze werden hinzugefügt.

3. Lassen Sie die Aromen 15–20 Minuten lang köcheln, während Sie sie köcheln lassen.

4. Übergekochten braunen Reis servieren.

5. Nach Belieben mit frischem Koriander garnieren.

Ungefährer Nährwert:

• 380 Kalorien

• 20g Protein

• 45 g Kohlenhydrate

• Fett: 15 g

Diese Abendfreuden erfüllen nicht nur Ihre Makro-Diätbedürfnisse, sondern verleihen Ihrem Abendessen auch einen Hauch von Geschmack. Passen Sie die Mengen der Komponenten gerne an Ihre spezifischen Ernährungsbedürfnisse und Ihren Geschmack an. Genießen Sie diese sättigenden und nahrhaften Abendessen und lassen Sie Ihren Tag süß ausklingen.

KAPITEL 4

Snacks und Beilagen

Stillen Sie Ihren Appetit und halten Sie Ihr Energieniveau aufrecht mit diesen köstlichen Snacks und Beilagen, die gut zu Ihren Makro Diät Zielen passen. Diese Rezepte bieten ein ausgewogenes Verhältnis von Proteinen, Kohlenhydraten und gesunden Fetten, damit Sie auf dem Laufenden bleiben, egal ob Sie einen schnellen Snack für zwischendurch oder einen leckeren Begleiter zu Ihren Hauptgerichten suchen.

Guacamole mit Karottenstiften

Zutaten:

- 2 reife Avocados, püriert

- 1 kleine Tomate, gewürfelt

- 1/4 Tasse fein gehackte rote Zwiebel

- 1 Knoblauchzehe, gehackt

- frischer Limettensaft

- Salz und Pfeffer nach Geschmack

- verschiedene Gemüsesticks (Karotten, Gurken, Paprika)

Anweisungen:

1. Zerdrückte Avocados, Tomatenwürfel, gehackte rote Zwiebeln, gehackten Knoblauch und Limettensaft in einer Rührschüssel vermischen.

2. Mischen, bis alles gut vermischt ist.

3. Mit Salz und Pfeffer abschmecken.

4. Mit verschiedenen Gemüsesticks zum Dippen servieren.

Ungefährer Nährwert

200 Kalorien

- 3g Protein

- 15 g Kohlenhydrate

- 15 g Fett

Griechischer Joghurt und Beerenparfait

Zutaten:

- 1 Tasse fettarmer griechischer Naturjoghurt

- Erdbeeren, Blaubeeren und Himbeeren

- 1/4 Tasse Müsli

- 1 EL Honig

Anweisungen:

1. Griechischen Joghurt in ein Glas oder eine Schüssel schichten.

2. Mit einer Schicht gemischter Beeren bedecken.

3. Mit Müsli garnieren.

4. Zum Schluss mit Honig beträufeln.

Ungefährer Nährwert

250 Kalorien

• 20g Protein

• 35 g Kohlenhydrate

• 5g Fett

Platte mit Hummus und Gemüse

Zutaten:

• Hummus (gekauft oder selbstgemacht)

• Verschiedene Gemüsesticks (Karotten, Sellerie, Kirschtomaten und Gurke)

Anweisungen:

1. Legen Sie den Hummus in die Mitte einer Servierschüssel.

2. Mit verschiedenen Gemüsesticks und Vollkorncrackern als Beilage servieren.

3. Als sättigender und gesunder Snack servieren.

Ungefährer Nährwert:

• 300 Kalorien

• 10 g Protein

• 30g Kohlenhydrate

• 18g Fett

Tassen Hüttenkäse und Ananas

Zutaten:

• 1 Tasse fettarmer Hüttenkäse

• frische Ananasstücke

• garniert mit Minzblättern

Anweisungen:

1. Fettarmen Hüttenkäse und frische Ananasstücke in einzelne Tassen schichten.

2. Nach Belieben mit Minzblättern garnieren.

Ungefährer Nährwert:

• 220 Kalorien

• 25 g Protein

• 30g Kohlenhydrate

• 3g Fett

Süßkartoffelpommes

Zutaten

• Süßkartoffeln, in Pommes geschnitten

• 1 Esslöffel Olivenöl

• Paprika, Knoblauchpulver und Cayennepfeffer nach Geschmack

Anweisungen:

1. Heizen Sie den Ofen auf 425 Grad vor

2. Süßkartoffel-Pommes, Olivenöl und Gewürze in einer Rührschüssel vermischen

3. Gleichmäßig auf einer Backform verteilen

4. 20–25 Minuten backen oder bis der Speck knusprig ist

5. Geben Sie vor dem Servieren etwas Salz und Pfeffer darüber.

Ungefährer Nährwert

180 Kalorien

• 2g Protein

• 35 g Kohlenhydrate

• 4g Fett

Proteinreiche Teufelseier

Zutat

• in Scheiben geschnittene hartgekochte Eier

• 1/4 Tasse griechischer Joghurt

• Dijon Senf

• Gewürze aus Salz, Pfeffer und Paprika

• Gehackter Schnittlauch zum Garnieren

Anweisungen:

1. Trennen Sie das Eigelb und legen Sie es in einer Schüssel beiseite.

2. Eigelb, griechischen Joghurt, Dijon-Senf, Salz, Pfeffer und Paprika glatt rühren.

3. Geben Sie die Mischung wieder in die Eiweißhälften.

4. Nach Belieben mit Schnittlauch garnieren.

Ungefährer Nährwert

180 Kalorien

• 15 g Protein

• 2g Kohlenhydrate

• 12g Fett

Nuss- und Samen-Mischung

Zutaten:

• Getrocknete Cranberries

- Mandeln

- Walnüsse

- Kürbiskerne

- Sonnenblumenkerne

Anweisungen:

1. In einer Rührschüssel Mandeln, Walnüsse, Kürbiskerne, Sonnenblumenkerne und getrocknete Preiselbeeren vermischen.

2. In Snack-große Portionen aufteilen.

Ungefährer Nährwert:

- 200 Kalorien

- 8g Protein

- 15 g Kohlenhydrate

- 15 g Fett

Diese Snacks und Beilagen sind nicht nur lecker, sondern auch nahrhaft und somit ideale Ergänzungen zu Ihrer Makro-Diät. Sie können diese Rezepte ganz einfach an Ihre Vorlieben und Ernährungseinschränkungen anpassen. Genießen Sie diese köstlichen Snacks ohne schlechtes Gewissen, während Sie sich auf die Reise zu einem besseren Lebensstil begeben.

KAPITEL 5

Süße Leckereien

Mit diesen köstlichen und nahrhaften süßen Snacks können Sie Ihren süßen Wunsch stillen, ohne Ihre Makro Diät Ziele zu gefährden. Diese Gerichte, die von Leckereien ohne schlechtes Gewissen bis hin zu gesunden Snacks reichen, bieten die perfekte Mischung aus der Befriedigung Ihres Appetits und der Erfüllung Ihres Makro Bedarfs. Mit diesen makro freundlichen süßen Köstlichkeiten können Sie eine Welt köstlicher Aromen entdecken.

Schokoladen-Protein-Smoothie

Zutaten:

- 1 Prise Schokoladenproteinpulver

- 1 Banane, gefroren

- 1 Tasse ungesüßte Mandelmilch

- 1 Esslöffel Mandelbutter

Anweisungen:

1.   Schokoladenproteinpulver, gefrorene Banane, Mandelmilch und Mandelbutter in einem Mixer vermischen.

2. Für eine dickere Konsistenz Eiswürfel hinzufügen.

3. Verarbeiten, bis durch das Pürieren eine cremige Konsistenz entsteht.

4. In ein Glas gießen und diesen proteinreichen Schokoladengenuss genießen.

Ungefährer Nährwert:

- 300 Kalorien

- 25 g Protein

- 20g Kohlenhydrate

- 12g Fett

Griechisches Joghurtparfait mit Beeren und Müsli

Zutaten:

Griechischer Joghurt, Beeren und Müsli

- 1 Tasse fettarmer griechischer Naturjoghurt

- 1/4 Tasse Müsli (zuckerarme Alternative)

- Gemischte Beeren (Erdbeeren, Blaubeeren, Himbeeren)

- 1 Esslöffel Honig zum Beträufeln

Anweisungen:

1. Die Hälfte des griechischen Joghurts in ein Glas oder eine Schüssel geben.

2. Streuen Sie die Hälfte der gemischten Beeren über die Joghurtschicht.

3. Die Hälfte des Granolas auf die Beeren streuen.

4. Mit dem restlichen Joghurt, den Beeren und dem Müsli fortfahren.

5. Für noch mehr Süße Honig darüber träufeln.

Ungefährer Nährwert:

• 300 Kalorien

• 20g Protein

• 40g Kohlenhydrate

• 5g Fett

Energy Bites mit Banane und Erdnussbutter

Zutaten:

- 2 zerdrückte reife Bananen

- 1 Tasse Haferflocken

- 1/4 Tasse Erdnussbutter

- 1/4 Tasse Honig

- 1/2 Tasse dunkle Schokoladenstückchen

- 1 Teelöffel Vanilleessenz

- Prise Salz

Anweisungen:

1. Zerdrückte Bananen, Haferflocken, Erdnussbutter, Honig, Schokoladenstückchen, Vanilleessenz und etwas Salz in einer Rührschüssel vermischen.

2. Mischen, bis alles gut vermischt ist.

3. Aus den Stücken kleine Kugeln formen und auf ein mit Backpapier ausgelegtes Tablett legen.

4. Vor dem Genuss 30 Minuten einfrieren.

Ungefährer Nährwert

180 Kalorien

• 4g Protein

• 25 g Kohlenhydrate

• 8g Fett

Gemischter Beeren-Chia-Samen-Pudding

Zutaten:

• 2 EL Chiasamen

• 1 Tasse ungesüßte Mandelmilch

• 1/2 TL Vanilleextrakt

• gemischte Beeren zum Garnieren

• optional: 1 EL Honig

Anweisungen:

1.   Chiasamen, Mandelmilch und Vanilleextrakt in einem Glas vermischen.

2. Gut umrühren und für mindestens 4 Stunden, am besten über Nacht, in den Kühlschrank stellen, bis die Flüssigkeit eindickt.

3. Vor dem Servieren mit gemischten Beeren bestreuen.

4. Für noch mehr Süße nach Belieben mit Honig beträufeln.

Ungefährer Nährwert

150 Kalorien

• 4g Protein

• 15 g Kohlenhydrate

• 8g Fett

Mit Zimt und Walnüssen gebackener Apfel

Zutaten:

• 1 entkernter und in Scheiben geschnittener Apfel

- Zimt zum Bestreuen

- 1 EL gehackte Walnüsse

- 1 TL Honig (optional)

Anweisungen:

1. Stellen Sie sicher, dass Sie den Ofen auf 375 Grad vorheizen

2. Ordnen Sie die Apfelscheiben auf einer Backform an.

3. Mit Zimt und Walnüssen garnieren.

4. 15–20 Minuten backen oder bis die Äpfel weich sind.

5. Bei Bedarf vor dem Servieren mit Honig beträufeln.

Ungefährer Nährwert:

- Kalorien: 120;

Protein: 1g;

Kohlenhydrate: 20g;

Fett: 5g

Proteineis mit gemischten Beeren

Zutaten

- 1 Tasse gemischte gefrorene Beeren

- 1 Messlöffel Vanille-Proteinpulver

- 1/2 Tasse ungesüßte Mandelmilch

Anweisungen:

1. Gefrorene gemischte Beeren, Vanille-Proteinpulver und Mandelmilch in einem Mixer vermischen.

2. Verarbeiten, bis eine samtig glatte Konsistenz erreicht ist.

.3. Servieren Sie dieses proteinreiche Eis ohne schlechtes Gewissen in einer Schüssel.

Ungefährer Nährwert

200 Kalorien

- 20g Protein

- 25 g Kohlenhydrate

- 3g Fett

Haferflocken-Bananen-Kekse

Zutaten

- 2 zerdrückte reife Bananen

- 1 Tasse Haferflocken

- 1/4 Tasse Rosinen oder dunkle Schokoladenstückchen

- 1/4 Tasse gehackte Nüsse (Walnüsse oder Mandeln)

- 1/2 Teelöffel Vanilleextrakt

Anweisungen:

1. Stellen Sie sicher, dass Sie den Ofen auf 350 Grad vorheizen

2. Zerdrückte Bananen, Haferflocken, Rosinen oder Schokoladenstückchen, gehackte Nüsse, Vanilleessenz und Zimt in einer Rührschüssel vermischen.

3. Geben Sie die Mischung löffelweise auf ein mit Backpapier ausgelegtes Backblech

.4. backen, bis die Oberfläche goldbraun wird, etwa 15 bis 20 Minuten.

Ungefährer Nährwert

160 Kalorien

- 3g Protein

- 25 g Kohlenhydrate

- 6g Fett

Diese köstlichen Köstlichkeiten zeigen, dass Sie Desserts und Snacks zu sich nehmen können, während Sie Ihre Makrodiät einhalten. Ganz gleich, ob Sie ein fruchtiges Parfait, einen knusprigen Energiehäppchen oder einen cremigen, proteinreichen Smoothie wünschen, diese Rezepte werden Ihre süßen Bedürfnisse befriedigen. Genießen Sie diese Leckereien ohne schlechtes Gewissen auf Ihrem Weg zu einer gesunden und unterhaltsamen Makrodiät.

KAPITEL 6

Auswärts essen während einer Makrodiät

1.Um eine Makrodiät einzuhalten, müssen Sie nicht auf die Teilnahme an gesellschaftlichen Zusammenkünften verzichten oder auf das Essen auswärts verzichten, wenn Sie dies wünschen. Es ist möglich, Mahlzeiten in Restaurants zu genießen und gleichzeitig Ihre Makronährstoffziele einzuhalten, wenn Sie strategisch vorgehen und sich der Nährstoffanforderungen bewusst sind, die Sie erfüllen. Um das Essen auswärts bei gleichzeitiger Einhaltung einer Makrodiät erfolgreich zu meistern, finden Sie im Folgenden einige Empfehlungen und Grundsätze.

Schauen Sie sich die Speisekarte online an, sofern sie zugänglich ist, bevor Sie in ein

Restaurant gehen. Dies ist der erste Schritt im Planungsprozess. Es gibt viele Restaurants, die Nährwertinformationen anbieten, die es Ihnen ermöglichen, fundiertere Entscheidungen zu treffen. Bei der Planung Ihres Abendessens ist es wichtig, den Makronährstoffgehalt der verschiedenen Gerichte zu berücksichtigen. Diese Vorbereitung hilft Ihnen, spontane Entscheidungen zu vermeiden und stellt sicher, dass Sie Ihren Zielen weiterhin näher kommen.

2. Wählen Sie Mahlzeiten mit proteinbasierten Optionen:

Wählen Sie Mahlzeiten, die auf einer Quelle mageren Proteins basieren. Alles Folgende ist eine wunderbare Option: gegrilltes Hähnchen, Fisch, mageres Rindfleisch, Tofu oder Linsen. Der Verzehr von Protein ist ein wesentlicher Bestandteil einer Makrodiät, da er zum Erhalt der Muskelmasse beiträgt und zu einem Erfolgserlebnis beiträgt. Fordern Sie, dass Ihr Protein ohne übermäßige Verwendung von Ölen, Soßen oder Brot zubereitet wird, um Ihren Kohlenhydrat- und Fettkonsum unter Kontrolle zu halten.

3. Achten Sie auf Ihre Kohlenhydratzufuhr. Achten Sie auf die Menge der Kohlenhydrate, die Sie zu sich nehmen, insbesondere wenn Sie ein bestimmtes Verhältnis erreichen möchten. Wählen Sie Optionen, die Vollkornprodukte enthalten, wann immer diese verfügbar sind, wie z. B. brauner Reis, Quinoa oder Nudeln aus Vollkornprodukten. Vermeiden Sie den Verzehr einer übermäßigen Menge an verarbeiteten Kohlenhydraten, wie z. B. Weißbrot oder Soßen mit hohem Zuckergehalt. Vielleicht möchten Sie darüber nachdenken, typische Beilagen durch gedünstetes Gemüse oder einen Beilagensalat zu ersetzen, wenn das Restaurant, in dem Sie speisen, solche Optionen anbietet.

4. Achten Sie auf Ihre Fettaufnahme Auch wenn gesunde Fette ein wichtiger Bestandteil Ihrer Ernährung sind, ist es dennoch wichtig, auf die Menge an Fett zu achten, die Sie zu sich nehmen, insbesondere wenn diese in

Restaurants verzehrt werden. Anstelle des Bratens sollten Sie auch andere Kochtechniken wie Grillen, Backen oder Dämpfen in Betracht ziehen. Sie können die Menge der Dressings und Saucen, die Sie konsumieren, selbst bestimmen, wenn Sie diese als Beilage bestellen. Die Wahl von Lebensmitteln, die gesunde Fette enthalten, wie zum Beispiel Avocados, Mandeln oder Olivenöl, kann Ihnen dabei helfen, das Nährwertprofil des von Ihnen zubereiteten Gerichts zu verbessern.

5. Achten Sie auf versteckte Kalorien. Mahlzeiten, die in Restaurants serviert werden, enthalten häufig versteckte Kalorien in Form von zusätzlichen Ölen, Soßen und Gewürzen, die nicht sofort sichtbar sind. Stellen Sie Ihrem Kellner eine Frage zu den Zubereitungsmethoden und den Zutaten, die in den Gerichten verwendet wurden. Indem Sie Dressings, Saucen oder Butter als Beilage anfordern, haben Sie die Möglichkeit, die servierte Menge zu begrenzen. Das Wichtigste in dieser Angelegenheit ist, sich der möglichen kalorienreichen Extras

bewusst zu sein, die dazu beitragen können, die tägliche Aufnahme zu überschreiten.

6. Anpassung ist unbedingt erforderlich: Scheuen Sie sich nicht, Ihre Bestellung an Ihre eigenen Anforderungen anzupassen. Die meisten Restaurants sind bereit, auf Ernährungsvorlieben und -änderungen einzugehen. Sie können beispielsweise eine doppelte Portion Gemüse anstelle von Reis oder Kartoffeln verlangen oder eine reduzierte Menge einer proteinreichen Mahlzeit bestellen, wenn die normale Portion zu groß ist.

7. Kontrollieren Sie die Portionen: Die Portionen, die in Restaurants serviert werden, sind normalerweise größer als die, die Sie zu Hause kochen würden. Vielleicht möchten Sie darüber nachdenken, eine To-Go-Box zu bestellen oder die Hauptspeise im Voraus mit einem Freund zu teilen, damit Sie einen Teil Ihres Abendessens mitnehmen können. Dies verhindert nicht nur, dass Sie zu viel essen, sondern Sie erhalten auch ein zweites Stück, das Sie für später aufbewahren können, was

Ihnen Zeit und Arbeit spart, wenn Sie eine weitere Mahlzeit zubereiten.

8. Geben Sie Gemüse Vorrang: Verzehren Sie eine große Menge Gemüse, um das Volumen Ihrer Mahlzeit und die Menge an Nährstoffen, die Sie zu sich nehmen, zu erhöhen, ohne Ihre Makronährstoffziele stark zu beeinträchtigen. Wenn Sie eine große Auswahl an farbenfrohen Gemüsesorten in Ihre Ernährung integrieren, sei es in Form eines Beilagensalats, dampfenden Gemüses oder einer Gemüsepfanne, stellen Sie sicher, dass Sie Ihren Körper mit den notwendigen Vitaminen und Mineralstoffen versorgen und gleichzeitig ein ausgewogenes Verhältnis bewahren Profil der Makronährstoffe.

9. Eine ausreichende Flüssigkeitszufuhr ist wichtig, da Hungergefühle manchmal mit Dehydrierung verwechselt werden können. Trinken Sie während der Mahlzeit Wasser, um eine ausreichende Flüssigkeitszufuhr aufrechtzuerhalten und Ihren Appetit zu zügeln. Darüber hinaus ist die Wahl von Wasser im Gegensatz zu zuckerhaltigen oder

alkoholischen Getränken ein strategischer Schritt, der zu Ihrer gesamten Makronährstoffstrategie beiträgt.

10. Machen Sie Moderation zur Praxis
Obwohl Anpassungsfähigkeit notwendig ist, ist Moderation das Wichtigste. Wenn Sie wissen, dass Sie auswärts essen werden, sollten Sie Ihre anderen Mahlzeiten im Laufe des Tages anpassen. Um das Mittagessen im Restaurant zu bewältigen und gleichzeitig Ihre Tagesziele einzuhalten, müssen Sie über den Tag verteilt ein Gleichgewicht bei der Aufnahme von Makronährstoffen aufrechterhalten.

Nehmen Sie zum Beispiel die Situation, in der Sie auswärts essen: Sie sind in einem italienischen Restaurant. Sie können sich dafür entscheiden, eine gegrillte Hähnchenbrust zu verzehren, begleitet von einer Beilage Nudeln aus Vollkornprodukten und einer beträchtlichen Portion sautiertem Gemüse. Bitten Sie darum, dass die Sauce als Beilage serviert wird, damit Sie die Menge, die serviert wird, regulieren können. Wenn es um das Dessert geht, möchten Sie vielleicht darüber nachdenken, sich gegenseitig einen Obstteller zu servieren oder eine kleine Menge eines Desserts auszuwählen, das zu Ihren Ernährungsgewohnheiten passt.

Der Verzehr von Lebensmitteln außerhalb des Hauses bei gleichzeitiger Einhaltung einer Makrodiät muss nicht schwierig sein. Wenn Sie sich im Voraus vorbereiten, Entscheidungen auf der Grundlage genauer Informationen treffen und sich in Maßen verhalten, können Sie Mahlzeiten in Restaurants genießen, ohne Ihre Bemühungen, Ihre angestrebten Ernährungsziele zu erreichen, zu gefährden. Denken Sie immer daran, dass Anpassungsfähigkeit einer der wichtigsten Aspekte einer Ernährung ist, die über einen längeren Zeitraum beibehalten werden kann, und dass es für den langfristigen Erfolg notwendig ist, eine für Sie geeignete Balance zu finden. Guten Appetit!

KAPITEL 7

Fehlerbehebung und Anleitung für eine erfolgreiche Reise durch die Makro Diät

Die Entscheidung, sich auf die Reise einer Makro Diät einzulassen, ist eine ermutigende Entscheidung; Dennoch bringt sie, genau wie jede andere Änderung des Lebensstils, ihre eigenen Hürden mit sich. Unabhängig davon, ob es Ihnen schwer fällt, sich an soziale Umstände anzupassen, oder ob Sie sich auf einem Plateau befinden, kann die Fehlerbehebung und die Umsetzung sinnvoller Empfehlungen Ihr Erlebnis drastisch verbessern und Ihren Erfolg langfristig sichern. Im Folgenden finden Sie ein umfassendes Handbuch, das Sie bei der Lösung typischer Probleme unterstützt und Ihnen hilfreiche Ratschläge für die Navigation auf Ihrem Weg durch die Makrodiät gibt.

Eine der Herausforderungen, vor denen Sie stehen, besteht darin, ein Plateau zu durchbrechen, also eine Situation, in der Ihre Entwicklung scheinbar zum Stillstand gekommen ist.

Ein Ratschlag:

Plateaus sind ein typischer Bestandteil jeder Diät oder jedes Trainingsprogramms. Um den Durchbruch zu schaffen, sollten Sie darüber nachdenken, die Verhältnisse Ihrer Makronährstoffe zu ändern, die Menge Ihrer körperlichen Aktivität zu erhöhen oder regelmäßige Refeed-Tage zu integrieren, an denen Sie etwas mehr Kalorien zu sich nehmen, um Ihren Stoffwechsel anzukurbeln. Darüber hinaus sollten Sie beurteilen, ob Sie Ihre Nahrungsaufnahme konsequent und genau dokumentiert haben. Selbst kleinere Fehler können sich mit der Zeit summieren.

Es kann schwierig sein, Ihre Makroziele einzuhalten, während Sie an gesellschaftlichen Zusammenkünften teilnehmen und auswärts essen. Dies ist eine

Herausforderung für diejenigen, die versuchen, ihr Gewicht zu halten.

Ein hilfreicher Tipp ist, sich die Speisekarten von Restaurants online anzusehen und anhand der gefundenen Informationen eine Auswahl zu treffen. Stellen Sie sicher, dass Ihre Freunde oder Verwandten, die Veranstaltungen veranstalten, Ihre Ernährungspräferenzen kennen. Wenn Sie zu einem Potluck gehen, bringen Sie eine Mahlzeit mit, die für Makronährstoffe geeignet ist. Sie sollten nicht nur keine Angst davor haben, Ihre Bestellung im Restaurant zu ändern, sondern auch auf die Mengenverhältnisse achten.

Bedenken hinsichtlich Nährstoffmangel

Konfrontation: Durch den Ausgleich von Makronährstoffen können Bedenken hinsichtlich Mikronährstoffdefiziten entstehen.

Ein hilfreicher Hinweis: Stellen Sie sicher, dass Sie Ihren Mikronährstoffbedarf decken, indem Sie eine große Auswahl an nährstoffreichen Mahlzeiten zu sich nehmen. Sie sollten darauf achten, dass Ihre Ernährung eine große Auswahl an buntem Gemüse, Obst, magerem Eiweiß und Vollkornprodukten enthält. Wenn Sie nach individueller Beratung und Anleitung suchen, sollten Sie über die Konsultation eines zugelassenen Ernährungsberaters oder eines Ernährungsberaters nachdenken.

Die Energieniveaus:

Die Herausforderung besteht darin, dass Ihr Energieniveau niedrig ist oder Sie sich erschöpft fühlen.

Es ist wichtig sicherzustellen, dass Sie ausreichend Kalorien zu sich nehmen, um Ihren Energiebedarf zu decken, insbesondere wenn Sie aktiv sind. Darüber hinaus ist es wichtig, ausreichend Wasser zu trinken. Wenn das Energieniveau weiterhin ein Problem darstellt, sollten Sie die Verteilung Ihrer Makronährstoffe überdenken und darüber nachdenken, die Verhältnisse entsprechend Ihrem Aktivitätsniveau und Ihren persönlichen Vorlieben zu ändern.

Die Herausforderung des emotionalen Essens besteht darin, sich der Nahrung zuzuwenden, um emotionalen Trost zu spenden.

Es ist eine gute Idee, die emotionalen Auslöser zu erkennen, die zum Essen führen, und nach anderen Möglichkeiten zu suchen, mit ihnen umzugehen, wie zum Beispiel das Führen eines Tagebuchs, Joggen oder Meditieren. Es sollte ein unterstützendes Umfeld geschaffen und bei Bedarf ein Experte für psychische Gesundheit zur Beratung hinzugezogen werden. Um langfristig erfolgreich zu sein, ist es wichtig, emotionales Essen zu verstehen und damit umzugehen.

Herausforderung:

Ungenauigkeiten bei der Verfolgung von Makros, die dazu führen, dass Sie von Ihren Zielen abweichen. Dies ist die sechste

Herausforderung in der Kategorie Makro-Tracking.

Beratung:

Um die Genauigkeit sicherzustellen, nutzen Sie vertrauenswürdige Tracking-Tools und -Anwendungen. Wenn möglich, wiegen und messen Sie die Lebensmittel, die Sie essen. Beim Essen auswärts ist es besonders wichtig, auf die Portionsgrößen zu achten. Halten Sie einen konsistenten Zeitplan ein, bei dem Sie Ihre Makroziele anhand Ihres Fortschritts und etwaiger Änderungen Ihres Aktivitätsniveaus neu bewerten und ändern.

Aufnahme von Ballaststoffen:

Eine Herausforderung Es kann schwierig sein, den Bedarf an Ballaststoffen aus der Nahrung zu decken.

Tipp:

Achten Sie bei der Planung Ihrer Mahlzeiten darauf, ballaststoffreiche Lebensmittel wie Vollkornprodukte, Hülsenfrüchte, Obst und

Gemüse einzubeziehen. Um Beschwerden im Verdauungstrakt zu vermeiden, erhöhen Sie schrittweise Ihre Ballaststoffaufnahme. Da Ballaststoffe Wasser absorbieren können, ist es wichtig, ausreichend Flüssigkeit zu sich zu nehmen. Die Einnahme einer Ballaststoffergänzung kann notwendig sein, der Verzehr vollwertiger Lebensmittel sollte jedoch Vorrang haben.

Hindernisse für die Flüssigkeitszufuhr:

Schwierigkeiten haben, die erforderliche Flüssigkeitszufuhr aufrechtzuerhalten.

Sie sollten es sich zum Ziel machen, über den Tag verteilt regelmäßig Wasser zu trinken. Tragen Sie immer eine wiederverwendbare Wasserflasche bei sich und erinnern Sie sich daran, ausreichend Flüssigkeit zu sich zu nehmen. Für ein aromatischeres Getränk sollten Sie darüber nachdenken, Kräutertees hinzuzufügen oder ein mit Früchten angereichertes Wasser zu kreieren. Nutzen Sie die Farbe Ihres Urins als einfaches Maß für Ihren Flüssigkeitsgehalt.

Anpassung an das Training:

Die Herausforderung, sich an veränderte Trainingspläne oder steigende Aktivitätsniveaus anzupassen, erfordert Flexibilität von Ihnen.

Ihr Bedarf an Makronährstoffen kann schwanken, wenn sich Ihr körperliches Aktivitätsniveau ändert. Behalten Sie Ihr Energieniveau im Auge, nehmen Sie bei Bedarf Anpassungen an Ihren Makronährstoffverhältnissen vor und machen Sie die Erholungsernährung nach dem Training zur obersten Priorität, indem Sie eine gesunde Mischung aus Kohlenhydraten und Proteinen zu sich nehmen. Haben Sie Geduld, während Ihr Körper den Anpassungsprozess durchläuft.

Nachhaltige Gewohnheiten:

Die Herausforderung bestand darin, eine Makrodiät aufrechtzuerhalten, die über einen längeren Zeitraum nachhaltig war.

Ein hilfreicher Hinweis ist, sich auf die Entwicklung von Routinen zu konzentrieren, die Ihren Vorlieben und Ihrem Lebensstil entsprechen. Nutzen Sie die Freiheit, die Ihre Makronährstoffziele mit sich bringen, und schaffen Sie Platz für gelegentliche Genüsse. Das Feiern nicht maßstabsgetreuer Erfolge, wie z. B. mehr Energie, verbesserter Schlaf und verbesserte Leistung im Fitnessstudio, ist etwas, das gefeiert werden muss. Entwickeln Sie eine gesunde Verbindung zum Essen, indem Sie den Schwerpunkt darauf legen, es zu genießen und ein Gleichgewicht zu wahren.

Ich suche Rat bei qualifizierten anderen Personen

Möglicherweise verspüren Sie das Gefühl, überfordert zu sein oder sich unsicher zu sein, was den Weg mit der Makrodiät angeht.

Sie sollten darüber nachdenken, mit einem zugelassenen Ernährungsberater oder Ernährungsberater zu sprechen, wenn Sie sich über Ihre Makronährstoffziele nicht sicher sind, wenn Sie bestimmte gesundheitliche Probleme haben oder eine individuelle Beratung benötigen. Abhängig von Ihren spezifischen Anforderungen können sie eine individuelle Beratung und Unterstützung bei der Überwindung auftretender Hindernisse bieten.

Essen zu sich zu nehmen, ohne auf Indikatoren zu achten, die anzeigen, wann man satt oder hungrig ist, ist die Herausforderung einer achtsamen Ernährung.

Um achtsames Essen zu üben, sollten Sie jeden Bissen genießen, auf Signale achten, die anzeigen, wann Sie hungrig und wann Sie satt sind, und Ablenkungen während des Essens minimieren. Durch diese Strategie kann man eine positivere Beziehung zum Essen fördern und die Wahrscheinlichkeit einer übermäßigen Nahrungsaufnahme verringern.

Das Fazit lautet: Das Verständnis, dass der Weg der Makrodiät ein dynamischer Prozess ist, der kontinuierliches Lernen und Veränderung erfordert. Sie können Ihre Erfahrung verbessern und nachhaltige

Gewohnheiten entwickeln, wenn Sie diese Ideen übernehmen und typische Probleme beheben. Für eine erfolgreiche Reise durch die Makrodiät ist es wichtig zu bedenken, dass Flexibilität, Geduld und Selbstmitgefühl wesentliche Komponenten sind. Sie sollten sich über Ihre Erfolge freuen, Lehren aus Ihren Misserfolgen ziehen und Freude an der erhebenden Reise zu einem gesünderen und ausgeglicheneren Lebensstil haben.

KAPITEL 8

Beispiel-Speisepläne für eine ausgewogene Makro-Diät

Ein gut organisierter Ernährungsplan ist für eine erfolgreiche Makrodiät-Reise unerlässlich. Diese Beispiel-Speisepläne bieten eine Auswahl köstlicher und nahrhafter Optionen, die einer Vielzahl von Ernährungspräferenzen und täglichen Kalorienanforderungen gerecht werden. Denken Sie daran, die Portionsgrößen entsprechend Ihren individuellen

Bedürfnissen anzupassen. Wenn Sie besondere gesundheitliche Probleme haben, sprechen Sie mit einem Arzt oder einem zertifizierten Ernährungsberater.

Speiseplan 1:

Grundlagen des Gleichgewichts

Passen Sie die Portionsmengen Ihren Bedürfnissen an.

Frühstück:

• Rührei mit Spinat und Tomaten • Vollkornbrot

• Frische Orangenscheiben

Mittagessen:

• Gegrillte Hühnerbrust

• Quinoa

• Gedämpfter Brokkoli und Karotten

• Salat aus gemischtem Grün mit Balsamico-Vinaigrette

Snack:

• Griechischer Joghurt mit Beeren

• Eine Handvoll Nüsse

Abendessen:

• Gebackener Lachs

• Spargelstangen

• Quinoa-Salat mit Kirschtomaten und Gurken

Pflanzliche Köstlichkeiten:

Speiseplan 2

Holen Sie sich die empfohlene Menge an Protein aus Pflanzen.

Frühstück:

• Protein-Smoothie aus Mandelmilch, Banane und Spinat

- Chia-Samen-Pudding mit gemischten Beeren

Mittagessen:

- Salat aus Linsen und Kichererbsen mit gemischtem Gemüse

- Avocadoscheiben

- Quinoa

Snack:

- Karotten- und Gurkensticks mit Hummus

- Studentenfutter aus Nüssen und Samen

Abendessen:

- Gebratener Tofu mit Brokkoli, Paprika und Zuckererbsen

- Gedämpftes Edamame, brauner Reis

Speiseplan 3:

High-Impact-Tag

Nicht geeignet für Personen, die aufgrund zunehmender körperlicher Aktivität mehr Kalorien benötigen.

Frühstück:

• Ein proteinreiches Omelett mit Pilzen, Paprika und Fetakäse.

• Avocado auf Vollkornbrot

Mittagessen:

• Truthahn-Gemüse-Wrap auf Vollkorn-Tortilla

• Quinoa-Salat mit Kirschtomaten und Feta-Käse

Snack:

• Hüttenkäse mit Ananasstücken

- Energiestückchen aus Haferflocken, Erdnussbutter und dunklen Schokoladenstückchen

Abendessen:

- Gegrillte Garnelenspieße mit Zitronenkräutern

- Quinoa

- Geröstete Süßkartoffel

- Gedämpfter Brokkoli und Blumenkohl

Speiseplan 4:

Einfache und schnelle Optionen

Nicht geeignet für Personen mit einem hektischen Zeitplan.

Frühstück:

- Mandelmilch-Overnight-Oats mit Chiasamen und geschnittenen Erdbeeren

Mittagessen:

• Gurken-, Kirschtomaten- und Feta-Käse-Kichererbsen-Salat

• Fladenbrot aus Vollkornprodukten

Snack:

• Mandelbutter auf Apfelscheiben

Abendessen:

• Gebratenes Hähnchen mit verschiedenem Gemüse

• Basmati-Reis

Mediterran inspirierter Speiseplan 5 Köstlichkeiten

Hinweis: Dieses Gericht enthält Elemente der mediterranen Ernährung.

Frühstück:

• Parfait aus griechischem Joghurt, Honig, Walnüssen und gemischten Früchten

Mittagessen:

• Quinoa-Salat mit Oliven, Kirschtomaten, Gurken und Feta-Käse aus dem Mittelmeerraum

• Hähnchenbrust gegrillt

Snack:

• Hummus serviert mit Vollkorn-Fladenbrot

Abendessen:

• Gebackener Kabeljau mit Zitronen-Kräuter-Geschmack

• Geröstetes Gemüse (Zucchini, Aubergine, Paprika)

• Couscous mit frischen Kräutern

Speiseplan 6:

Vegetarische Optionen

Hinweis: Eine vielseitige Methode, die pflanzliche und tierische Proteinquellen kombiniert.

Frühstück:

• Spinat, Banane, Proteinpulver und Mandelmilch-Smoothie

Mittagessen:

• Schüssel mit schwarzen Bohnen, Mais, Avocado und Salsa-Quinoa. • Optional gegrillte Hähnchenscheiben

Snack:

• Hüttenkäse mit Mangostückchen

• Studentenfutter

Abendessen:

• Tofu-Pfanne mit Brokkoli, Paprika und Erbsen

• Basmati-Reis

Speiseplan 7:

Low-Carb-Alternativen

Hinweis: Dies ist eine gute Option für Menschen, die ihre Kohlenhydrataufnahme begrenzen möchten.

Frühstück:

• Ein Omelett mit Pilzen, Spinat und Fetakäse

Mittagessen:

Gegrillter Fisch, Blumenkohlreis und gedünsteter Spargel

Snack:

• Gesalzene und gepfefferte Avocadoscheiben

• Hart gekochte Eier

Abendessen:

- Zucchininudeln mit Marinara-Sauce und Putenfleischbällchen

- Gemischter grüner Salat mit Olivenöl-Dressing

Speiseplan 8:

Neu gemischtes Comfort Food

Hinweis: Dies sind gesündere Variationen traditioneller Komfortlebensmittel.

Frühstück:

- Bananen-Hafer-Pfannkuchen

- Mit Honig gesüßter griechischer Joghurt

Mittagessen:

- Putenburger auf einem Vollkornbrötchen

- Süßkartoffelpommes

- Krautsalat mit einer milden Vinaigrette

Snack:

- Gebackene Apfelscheiben, garniert mit Zimt und Müsli

Abendessen:

- Hähnchen- und Gemüsespieße mit Quinoakruste

- Gebratener Rosenkohl

Speiseplan 9:

Einfach und gesund

Nicht geeignet für Personen, die nach einfachen Lösungen suchen.

Frühstück:

- Mandelbutter auf Vollkornbrot

- Banane

Mittagessen:

• Salat mit gegrilltem Hähnchen, gemischtem Gemüse, Kirschtomaten und Vinaigrette-Dressing

Snack:

• Eine Handvoll gemischte Nüsse

• Griechischer Joghurt mit Honig beträufelt

Abendessen:

• Gebackener Kabeljau mit Zitronen-Kräuter-Geschmack

• Quinoa

• Gedämpfter Broccoli

Speiseplan 10:

Proteinreiche Optionen

Hinweis: Für den Muskelerhalt und das Sättigungsgefühl stehen proteinreiche Alternativen im Vordergrund.

Frühstück:

• Hüttenkäse mit Pfirsichen

• Rührei mit Spinat

Mittagessen:

• Süßkartoffelspalten mit gegrilltem Steak

• Salat aus gemischtem Grün mit Avocado

Snack:

• Protein-Smoothie mit Mandelmilch, Banane und Proteinpulver

• Griechischer Joghurt mit Beeren

Abendessen:

• Gebackene Hähnchenschenkel mit Rosmarin und Knoblauch

• Quinoa

• Gebratener Rosenkohl

KAPITEL 9

Fitness und Makros: Ein vollständiger Überblick

Die Kombination von Aktivität und einer auf Makronährstoffen basierenden Ernährung ist eine großartige Strategie zur Verbesserung Ihrer Gesundheit, Leistung und Körperzusammensetzung. Wenn Sie verstehen, wie Makronährstoffe (Makros) eine wichtige Rolle dabei spielen, Ihr Training anzukurbeln, die Regeneration zu fördern und Ihre Fitnessziele zu erreichen, können Sie einen ausgewogenen und nachhaltigen Lebensstil entwickeln. In diesem umfassenden Leitfaden befassen wir uns mit dem Zusammenhang zwischen Fitness und Makronährstoffen und geben

Empfehlungen zur Ernährung vor und nach dem Training, zur Makronährstoffverteilung und zu Möglichkeiten zur Verbesserung Ihrer gesamten Fitnessreise.

1. Die Funktion von Makros im Fitnessbereich:

Makronährstoffe – Proteine, Kohlenhydrate und Fette – sind die Nährstoffbausteine, die die für körperliche Aktivität erforderliche Energie liefern. Jeder Makronährstoff erfüllt eine bestimmte Funktion:

• Proteine:

Proteine sind für die Muskelreparatur, das Muskelwachstum und den Muskelerhalt notwendig. Der Proteinkonsum ist für diejenigen, die Krafttraining oder andere Trainingsformen betreiben, von entscheidender Bedeutung.

• Kohlenhydrate:

Die wichtigste Energiequelle für körperliche Betätigung. Kohlenhydrate werden als

Glykogen in den Muskeln gespeichert und spielen eine wichtige Rolle bei der Aufrechterhaltung des Energieniveaus während des Trainings.

• **Fette:**

Bieten eine konzentrierte Energiequelle und unterstützen die Produktion von Hormonen. Für die allgemeine Gesundheit und den Energiehaushalt ist es wichtig, gesunde Fette in Ihre Ernährung aufzunehmen.

2. Ernährung vor dem Training:

Um Spitzenleistungen zu erbringen, ist es wichtig, den Körper vor dem Training mit Energie zu versorgen. Beachten Sie die folgenden Ernährungsrichtlinien vor dem Training:

• **Zeitliche Koordinierung:**

Essen Sie 2–3 Stunden vor dem Training eine gesunde Mahlzeit oder 30–60 Minuten davor einen kleineren Snack. Dies ermöglicht eine ausreichende Verdauung und Aufnahme der Nährstoffe.

• Kohlenhydrate:

Wählen Sie für schnelle Energie leicht verdauliche Kohlenhydrate. Beispiele hierfür sind eine Banane, Vollkorntoast oder eine kleine Schüssel Müsli.

• Proteine:

Um den Muskelerhalt zu unterstützen, wird eine angemessene Proteinmenge empfohlen. Griechischer Joghurt, ein Proteinshake oder ein kleines Stück mageres Fleisch sind gute Optionen.

• Flüssigkeitszufuhr:

Trinken Sie vor und während des Trainings viel Wasser. Dehydrierung kann die Leistungsfähigkeit und Erholung beeinträchtigen.

3. Ernährung während des Trainings:

Während eine Ernährung während des Trainings nicht immer notwendig ist, kann sie bei längeren oder anstrengenden Trainingseinheiten nützlich sein. Beachten Sie Folgendes, wenn Ihr Training länger als eine Stunde dauert:

• Flüssigkeitszufuhr:

Trinken Sie während des Trainings Wasser, um hydriert zu bleiben.

• Kohlenhydrate:

Um das Energieniveau auch bei längerem Training aufrechtzuerhalten, sollten Sie schnell verdauliche Kohlenhydrate zu sich nehmen, beispielsweise ein Sportgetränk oder ein Energiegel.

4. Ernährung nach dem Training:

Die Optimierung der Erholung durch eine Diät nach dem Training ist entscheidend für die Muskelregeneration und die Wiederauffüllung des Glykogenspeichers. Befolgen Sie diese Vorschläge:

- **Zeitliche Koordinierung:**

Essen Sie innerhalb von 30–60 Minuten nach Beendigung des Trainings eine Mahlzeit oder einen Snack nach dem Training, um die erhöhte Fähigkeit Ihres Körpers zur Nährstoffaufnahme zu nutzen.

- **Proteine:**

Machen Sie Protein zu einer Priorität, um die Muskelproteinsynthese zu unterstützen. Proteinshakes, gegrilltes Hähnchen und griechischer Joghurt sind alles Optionen.

- **Kohlenhydrate:**

Komplexe Kohlenhydrate wie Süßkartoffeln, brauner Reis oder Vollkornnudeln füllen die Glykogenspeicher wieder auf.

- **Flüssigkeitszufuhr:**

Ersetzen Sie den Flüssigkeitsverlust während der Aktivität durch Trinkwasser.

5. Makroverteilung für Fitnessziele:

Die Makronährstoffverteilung in Ihrer Ernährung kann an bestimmte Fitnessziele angepasst werden, z. B. Muskelaufbau, Fettabbau oder allgemeine Gesundheitserhaltung. Hier sind einige allgemeine Vorschläge für verschiedene Fitnessziele:

- **Muskelaufbau (Muskelhypertrophie):**Erhöhen Sie den Proteinkonsum, um das Muskelwachstum zu unterstützen. Die Proteinzufuhr sollte zwischen 1,6 und 2,2 Gramm pro Kilogramm Körpergewicht liegen. Ein mäßiger Kohlenhydratkonsum liefert Energie für das Training, während gesunde Fette die allgemeine Gesundheit fördern.

- **Fettabbau:**

Schaffen Sie ein Kaloriendefizit, indem Sie den Gesamtkalorienverbrauch reduzieren und gleichzeitig die körperliche Aktivität steigern. Nehmen Sie ausreichend Protein zu sich, um die Muskelmasse zu erhalten. Bei der Anpassung von Kohlenhydraten und

Fetten sollten individuelle Vorlieben und Energiebedarf berücksichtigt werden.

• Wartung oder allgemeine Gesundheit:

Sorgen Sie für eine ausgewogene Makronährstoffverteilung. Streben Sie eine moderate Proteinaufnahme, eine ausgewogene Kohlenhydratmischung zur Energiegewinnung und gesunde Fette für die allgemeine Gesundheit an.

6. Makros ändern, um Aktivitätsniveaus zu berücksichtigen:

Es ist wichtig, die Zufuhr von Makronährstoffen an Ihr Trainingsniveau anzupassen, um Energie zu erhalten und Fitnessziele zu erreichen. Berücksichtigen Sie die folgenden Änderungen:

• Sitzender Lebensstil:

Wenn Sie am Schreibtisch arbeiten oder einen sitzenden Lebensstil führen, passen Sie Ihren Kohlenhydratkonsum an, um Ihren Energiebedarf zu decken. Um die allgemeine

Gesundheit zu fördern, legen Sie Wert auf eine nährstoffreiche Ernährung.

• Moderate Bewegung:

Regelmäßige körperliche Betätigung erfordert eine ausgewogene Makronährstoffverteilung. Passen Sie Ihre Kohlenhydratzufuhr je nach Intensität und Dauer Ihres Trainings an.

• Sportler mit hohem Aktivitätsniveau: Sportler mit harten Trainingsprogrammen benötigen möglicherweise eine größere Kohlenhydratzufuhr, um ihre Leistung zu steigern. Stellen Sie sicher, dass Sie genügend Protein für die Muskelreparatur und -erhaltung zu sich nehmen.

7. Makroverfolgung:

Beim Verfolgen von Makros müssen Sie Ihre tägliche Protein-, Kohlenhydrat- und Fettaufnahme im Auge behalten, um bestimmte Ernährungsziele zu erreichen. Erfassen und analysieren Sie Ihre

Makronährstoffaufnahme mithilfe von Ernährungstagebüchern, mobilen Anwendungen oder Online-Trackern. Ihre Ernährung sollte an Ihren Fortschritt, Ihre Fitnessziele und etwaige Veränderungen im Aktivitätsniveau angepasst werden.

8. Anpassen Ihres Ansatzes:

Jeder Mensch ist einzigartig und es gibt keine einheitliche Strategie für Bewegung und Makronährstoffe. Persönliche Vorlieben, Ernährungseinschränkungen und die Toleranz gegenüber bestimmten Makronährstoffverhältnissen sollten berücksichtigt werden. Experimentieren Sie mit mehreren Möglichkeiten, bis Sie eine Balance gefunden haben, die zu Ihrem Lebensstil passt und Nachhaltigkeit fördert.

9. Professionelle Hilfe suchen:

Wenden Sie sich an einen zertifizierten Ernährungsberater oder Ernährungsberater, wenn Sie sich nicht sicher sind, wie Sie Ihre Makronährstoffziele festlegen sollen, oder wenn Sie individuelle Unterstützung benötigen. Sie können personalisierte Empfehlungen aussprechen, die auf Ihrem aktuellen Gesundheitszustand, Ihren Trainingszielen und Ihren Ernährungspräferenzen basieren.

10. Konsistenz wahren:

Der Schlüssel zum Erfolg bei jeder Fitness- oder Ernährungsaufgabe ist Beständigkeit. Behalten Sie Ihre Makroziele bei, nehmen Sie bei Bedarf Anpassungen vor und feiern Sie dabei Ihre Fortschritte. Das langfristige Wohlbefinden wird durch die Entwicklung dauerhafter Gewohnheiten und die Pflege einer gesunden Beziehung zu Fitness und Ernährung gesteigert.

Durch die Kombination von Fitness und einem auf Makronährstoffen basierenden Ernährungsansatz können Sie Ihren Körper effektiv mit Energie versorgen, die Leistung verbessern und Ihre Fitnessziele erreichen. Wenn Sie die Bedeutung von Makronährstoffen verstehen und personalisierte Techniken anwenden, können Sie Ihre Fitnessreise optimieren, unabhängig davon, ob Sie Muskeln aufbauen, Gewicht verlieren oder Ihre allgemeine Gesundheit verbessern möchten. Experimentieren Sie mit verschiedenen Möglichkeiten, bleiben Sie konsequent und lassen Sie sich professionell beraten, um Ihr Ernährungs- und Fitnessprogramm zu optimieren. Denken Sie daran, dass die Synergie zwischen Fitness und Makronährstoffen ein wertvolles Instrument auf Ihrem Weg zu einem gesünderen, aktiveren Lebensstil ist.

KAPITEL 10

Verfolgen Sie Ihren Fitness Fortschritt: Ein umfassender Leitfaden

Der Beginn einer Fitnessreise umfasst mehr als nur körperliche Betätigung; Es erfordert außerdem einen strukturierten Ansatz zur Verfolgung und Bewertung Ihrer Fortschritte. Durch effektives Tracking können Sie Erfolge feiern, Entwicklungspotenziale entdecken und sich auf Ihrem Weg zu Gesundheit und Fitness inspirieren lassen. In diesem ausführlichen Tutorial betrachten wir zahlreiche Möglichkeiten und wesentliche Kennzahlen, die Ihnen dabei helfen, Ihre Entwicklung richtig zu verfolgen.

1. Setzen Sie sich konkrete Ziele:

Bevor man sich mit der Messung des Fortschritts beschäftigt, ist es wichtig, sich klare und realistische Ziele zu setzen. Spezifizierte, messbare, realistische, relevante und zeitgebundene (SMART) Ziele bieten einen Rahmen für Ihre Fitnessreise, unabhängig davon, ob sich Ihre Ziele auf Gewichtsverlust, Muskelaufbau, verbesserte Ausdauer oder eine verbesserte allgemeine Gesundheit konzentrieren.

2. Metriken zur Überwachung des Fortschritts:

• Körpermaße:

•Taillenumfang: Messen Sie den Umfang Ihrer Taille an der schmalsten Stelle.

•Hüftumfang: Messen Sie den Umfang an der breitesten Stelle Ihrer Hüfte.

•Brustumfang: Messen Sie den breitesten Bereich Ihrer Brust.

•Arm- und Beinumfang: Messen Sie Ihren Oberarm und Oberschenkel.

•Body-Mass-Index:

• Gewöhnen Sie sich an, sich regelmäßig zu wiegen, idealerweise jeden Tag zur gleichen Zeit und in der gleichen Umgebung. Denken

Sie daran, dass Schwankungen aufgrund von Faktoren wie der Flüssigkeitszufuhr und dem Zeitpunkt der Mahlzeiten auftreten können. Erwägen Sie die Nutzung des Körpergewichts als eine von mehreren Messgrößen, um sich ein umfassendes Bild Ihrer Entwicklung zu machen.

•Körperfettanteil:

• Während die Methoden zur Bestimmung des Körperfettanteils variieren, können Geräte wie bioelektrische Impedanzwaagen, DEXA-Scans und Hautfaltenmessschieber Schätzungen liefern. Die Überwachung von Veränderungen des Körperfettanteils ist häufig hilfreicher als die alleinige Verfolgung von Veränderungen des Körpergewichts.

•Kraft und Leistung:

• Überwachen Sie Ihre Kraftzuwächse, indem Sie das Gewicht, die Wiederholungen oder die Länge Ihrer Übungen verfolgen. Durch die Dokumentation Ihrer Leistung, egal ob Sie Gewichte heben, laufen oder Yoga praktizieren, können Sie Ihre Entwicklung verfolgen und Ihre Trainingsroutine entsprechend anpassen.

•Herz-Kreislauf-Fitness und Ausdauer:

• Verfolgen Sie Veränderungen in Ihrer Fähigkeit, körperliche Aktivität im Laufe der Zeit aufrechtzuerhalten. Verbesserungen der Laufdistanz, der Radfahrlänge oder der gesamten Herz-Kreislauf-Ausdauer weisen auf ein verbessertes Fitnessniveau hin.

•Mobilität und Flexibilität:

• Integrieren Sie Flexibilitäts Bewertungen und verfolgen Sie Ihre Bewegungs Verbesserungen. Regelmäßiges Dehnen und Yoga können die Flexibilität und Beweglichkeit verbessern.

•Essgewohnheiten:

• Führen Sie ein Ernährungstagebuch, um Ihre Nahrungsaufnahme im Auge zu behalten. Dies kann dabei helfen, Muster zu erkennen, die Einhaltung von Ernährungszielen zu beurteilen und fundierte

Änderungen an Ihrem Ernährungsplan vorzunehmen.

•Ruhe und Erholung:

• Behalten Sie Ihre Schlafqualität, Ihren Stresspegel und Ihre Erholungsmaßnahmen im Auge. Ausreichende Ruhe ist für die allgemeine Gesundheit unerlässlich und kann sich auf Ihre Leistungsfähigkeit und Ihr Fitnesswachstum auswirken.

3. Konsistente Tracking-Methoden:

Wählen Sie Tracking-Methoden, die mit Ihren Zielen und Vorlieben kompatibel sind. Konsistenz ist von entscheidender Bedeutung, unabhängig davon, ob Sie digitale Tools, Tabellenkalkulationen oder handgeschriebene Notizbücher verwenden.

Nachfolgend sind einige weit verbreitete Tracking-Techniken aufgeführt

• Übungs-Apps:

• Verwenden Sie Fitness-Apps, um Ihre Übungen, Ernährung und Fortschrittsbilder im Auge zu behalten. Apps wie MyFitnessPal, Fitbit und Strava bieten umfassende Funktionen zum Verfolgen vieler Teile Ihrer Fitnessreise.

• Zeitschriften auf Papier:

• Führen Sie ein Fitness-Notizbuch, um Trainingseinheiten, Ziele und alle Änderungen bei Messungen oder Leistung zu überwachen. Physisches Schreiben kann Achtsamkeit und Engagement verbessern.

• Fotos vom Fortschritt:

• Machen Sie regelmäßig Bilder aus verschiedenen Blickwinkeln, um Verbesserungen Ihres Körpers sichtbar zu dokumentieren. Diese Fotos dienen als visuelle Widerspiegelung Ihrer Fortschritte.

• Messgeräte:

• Um Veränderungen in der Körperzusammensetzung zu quantifizieren, verwenden Sie Geräte wie Körperfettmessgeräte, Maßbänder oder intelligente Waagen. Für genaue Vergleiche verwenden Sie konsistente Messtechniken.

4. Häufigkeit der Nachverfolgung:

Die Häufigkeit der Nachverfolgung wird durch Nutzerpräferenzen sowie die erfassten Metriken bestimmt.

Beachten Sie die folgenden Empfehlungen:

• Gewicht und Maße:

Das wöchentliche oder zweiwöchentliche Verfolgen von Gewicht und Maßen kann dabei helfen, Trends zu erkennen, ohne sich zu sehr auf die täglichen Schwankungen zu konzentrieren.

• Kraft und Leistung:

Protokollieren Sie Ihre Trainingseinheiten regelmäßig, entweder nach jeder Sitzung oder wöchentlich, um den Fortschritt zu messen und Ihren Trainingsplan nach Bedarf anzupassen.

• Ernährung:

Führen Sie ein tägliches oder wöchentliches Ernährungsprotokoll, um Ihre Nahrungsaufnahme zu verfolgen und fundierte Änderungen vorzunehmen, die Ihnen beim Erreichen Ihrer Fitnessziele helfen.

• Gesamtfortschritt Überprüfung:

Planen Sie vollständige monatliche oder zweimonatliche Bewertungen aller Kennzahlen, um das Gesamtbild Ihrer Fitness Reise zu analysieren.

5. Ändern Sie Ihren Ansatz:

Bewerten Sie Ihre Ziele und Tracking-Systeme regelmäßig neu. Wenn Sie Ihre Ziele regelmäßig erreichen, sollten Sie darüber nachdenken, sich noch weiter zu steigern. Wenn Ihr Fortschritt ins Stocken gerät, denken Sie über Ernährung, Trainingsintensität oder Erholungstaktiken nach. Passen Sie Ihren Ansatz basierend auf Ihren Erkenntnissen an.

6. Nicht-große Siege sollten gefeiert werden:

Veränderungen des Körpergewichts definieren keinen Fortschritt. Nicht maßstabsgetreue Erfolge wie gesteigerte Kraft, Ausdauer, Flexibilität oder das Engagement für einen gesunden Lebensstil sollten gefeiert werden. Diese Triumphe haben einen großen Einfluss auf Ihr allgemeines Wohlbefinden.

7. Seien Sie vorsichtig bei Plateaus:

Bei jeder Fitnessreise stößt man mit Sicherheit auf Plateaus. Plateaus bedeuten möglicherweise nicht immer ein Scheitern, können aber auf die Notwendigkeit von Änderungen hinweisen. Um Plateaus zu überwinden, überdenken Sie Ihre Ziele, ändern Sie Ihr Trainingsprogramm oder lassen Sie sich von Fitnessprofis beraten.

8. Achten Sie auf Ihren Körper:

Beachten Sie, wie sich Ihr Körper anfühlt und auf Ihr körperliches Programm reagiert.

Erwägen Sie, Ihre Trainingsintensität zu ändern oder zusätzliche Ruhetage einzuplanen, wenn Sie chronische Müdigkeit, Schmerzen oder Anzeichen von Übertraining verspüren. Ruhe und Erholung sind für den langfristigen Fitnesserfolg unerlässlich.

9. Fachleute sollten konsultiert werden:

Erwägen Sie, mit Fitnessspezialisten, Ernährungsberatern oder Ärzten zu sprechen, wenn Sie Schwierigkeiten haben, Ihre Fortschritte zu verfolgen. Sie können spezialisierte Ratschläge geben, Bedenken ausräumen und Sie dabei unterstützen, Ihre Fitnessreise zu verbessern.

10. Behalten Sie eine positive Einstellung und seien Sie geduldig:

Fitness ist ein lebenslanges Unterfangen und der Fortschritt verläuft nicht unbedingt linear. Behalten Sie eine optimistische Einstellung bei, seien Sie geduldig und erkennen Sie, dass dauerhafte Veränderungen Zeit brauchen. Konzentrieren Sie sich auf die guten Verbesserungen, die Sie umgesetzt haben, und auf die allgemeine Verbesserung Ihrer Gesundheit.

Die effektive Aufzeichnung Ihrer Fitnessentwicklung erfordert eine Kombination aus quantitativen Messungen, konsistenten Aufzeichnungsmethoden und einer durchdachten Einstellung zu Ihrem allgemeinen Wohlbefinden. Sie erhalten wichtige Einblicke in Ihre Fortschritte, indem Sie klare Ziele definieren, verschiedene Tracking-Tools verwenden und sowohl maßstabsgetreue als auch nicht maßstabsgetreue Erfolge feiern. Denken Sie daran, dass der Fitnesspfad bei jedem anders ist und dass Änderungen auf der Grundlage persönlicher Vorlieben und der Eingaben Ihres Körpers vorgenommen werden sollten. Akzeptieren Sie den Prozess, bleiben Sie konsequent und freuen Sie sich über die kontinuierliche Verbesserung Ihrer Gesundheit und Fitness.

ABSCHLUSS

Zusammenfassend lässt sich sagen, dass eine Fitnessreise eine transformierende Erfahrung ist, die über körperliche Aktivitäten hinausgeht. Ein ganzheitlicher Ansatz, der eine klare Zielsetzung, ständige Verfolgung und einen unermüdlichen Einsatz für das Wohlbefinden umfasst, ist der Schlüssel zum Erfolg. Einzelpersonen können einen nachhaltigen Lebensstil schaffen, der die ganzheitliche Gesundheit fördert, indem sie die synergistische Beziehung zwischen Fitness und Ernährung erkennen.

Durch die Festlegung spezifischer, messbarer, erreichbarer, relevanter und zeitgebundener Ziele (SMART) entsteht ein Fahrplan für den Erfolg. Ein klar definiertes Ziel gibt die erforderliche Richtung für die Fitnessreise vor, unabhängig davon, ob das Ziel Muskelaufbau, Gewichtsverlust oder eine Verbesserung der allgemeinen Gesundheit ist.

Die Verfolgung des Fortschritts ist ein wichtiger Teil des Prozesses, da sie einen physischen Beweis für harte Anstrengung und Hingabe liefert. Mithilfe einer Reihe von Indikatoren, die von Körpermaßen und Gewicht bis hin zu Kraft- und Leistungsmaßstäben reichen, kann eine gründliche Beurteilung der eigenen Entwicklung erfolgen. Konsistenz ist unerlässlich, sei es durch digitale Apps, handgeschriebene Tagebücher oder Fortschrittsbilder, um eine konsistente und kontinuierliche Aufzeichnung von Erfolgen und Wachstumsmöglichkeiten zu gewährleisten.

Das Verständnis der Bedeutung von Makronährstoffen für die Energiegewinnung beim Training und die Unterstützung der Erholung wird die Fitnessreise noch weiter verbessern. Die ausgewogene Integration von Proteinen, Kohlenhydraten und Fetten hilft beim Energiebedarf, beim Muskelerhalt und bei der allgemeinen Gesundheit. Ein optimierter Ernährungsplan umfasst die Personalisierung der Makronährstoffverhältnisse in Abhängigkeit von spezifischen Fitnesszielen und Aktivitätsniveaus.

Die Fähigkeit, die Taktik zu ändern, ist auf diesem Weg von entscheidender Bedeutung. Das Erkennen von Plateaus als Chancen zur Weiterentwicklung und nicht als Rückschläge ermöglicht einen kontinuierlichen Fortschritt. Das Feiern sowohl von Erfolgen auf der Skala als auch außerhalb des Gewichts, wie z. B. mehr

Kraft, Ausdauer und Engagement für einen gesunden Lebensstil, verstärkt den positiven Einfluss von Fitness auf das allgemeine Wohlbefinden.

Auf den Körper zu hören und die Trainingsintensität, Erholungstaktiken und Ernährungsgewohnheiten bewusst zu verändern, fördert eine langfristige und gesunde Verbindung zur Fitness. Die Einholung fachkundigen Rats bei Bedarf gewährleistet einen gut informierten und ausgewogenen Ansatz für die Gesundheit.

Das Ergebnis dieser Bemühungen ist schließlich ein dynamischer, lebenslanger Weg zum Wohlbefinden. Der Weg jedes Menschen ist anders und wird von seinen eigenen Vorlieben, Kämpfen und Errungenschaften geprägt. Das Engagement für eine positive Transformation, Geduld und die Wertschätzung für das kontinuierliche Wachstum der eigenen Gesundheit und Fitness sind die roten Fäden, die sich durch diese Reise ziehen. Den Prozess anzunehmen, positiv zu bleiben und kleine

Erfolge zu feiern, verwandelt die Fitnessreise
in eine freudige und sinnvolle Lebensweise.